小さな不調が大病のサイン！

慢性炎症が病気をつくる

知らぬ間に「脳」「血管」「臓器」をむしばむ
小さな炎症の見抜き方・抑え方

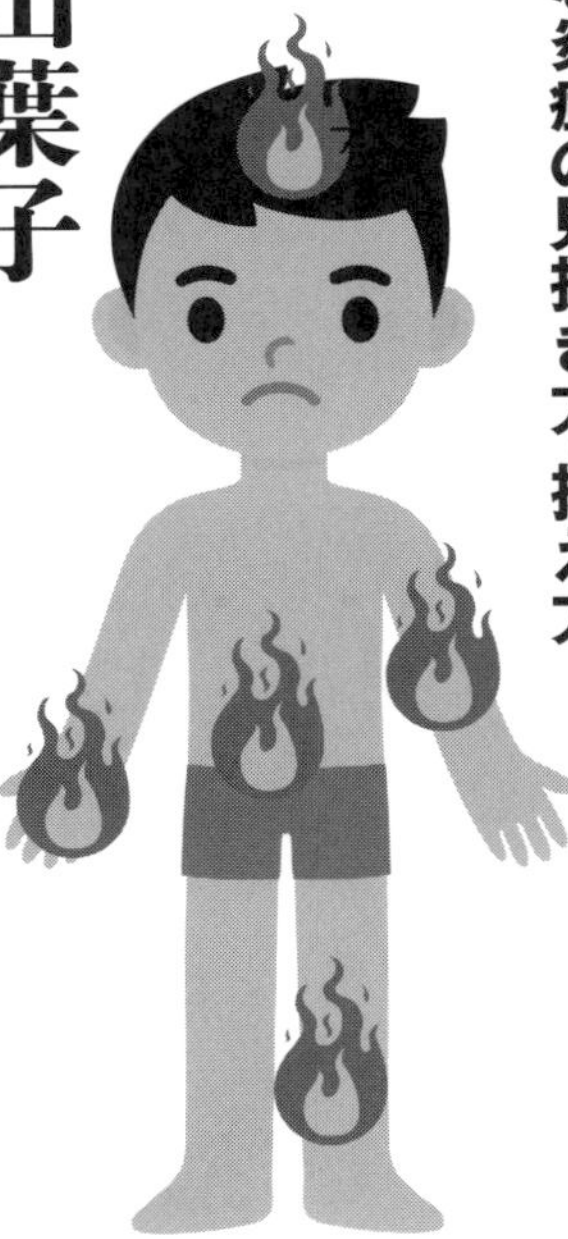

医学博士
内山葉子

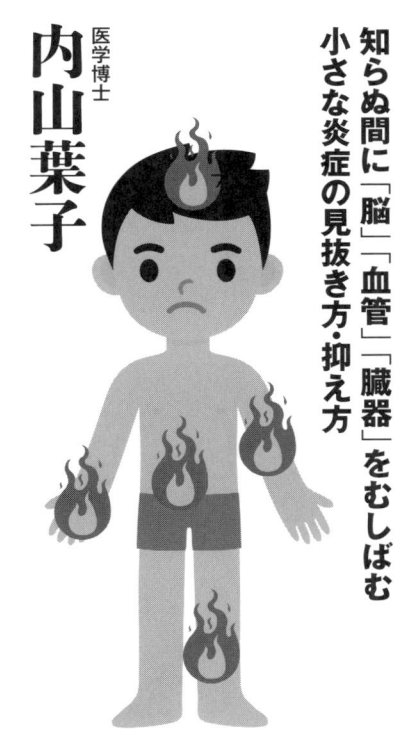

YUSABUL

はじめに

「うつ」「ブレインフォグ（頭に霧がかかっているようにモヤモヤする）」「慢性的な頭痛」「なんとなくだるい」「疲れやすい」「認知機能の低下」「膝の不調」「関節や筋肉のこわばり」「持久力の低下」「背中の違和感」「認知症」「がん」「心筋梗塞や脳梗塞」「線維筋痛症」など、ひょっとしたらこれらは**慢性炎症**が原因かもしれません。

このような長引く不調の大きな原因のひとつに〝慢性炎症〟があります。

このほかにも、骨粗しょう症はカルシウムの不足ではなく、炎症によって骨量が減少します。ですから、骨粗しょう症のサインが出たら、カルシウムをとることが大事なのではなく、炎症を減らすことが大事なのです。

ですが、こういった慢性的な不調に、抗うつ薬や痛み止めが処方されることが多々あります。しかし、根本的な原因に対する処置や対策をしない場合、これら対症治療だけでは改善しません。

炎症とは、本来体内に入った病原体や不要物を壊し、ゴミを処理する機能です。

そのため、〝炎症〟は必要なものであり、ちゃんと機能しないと困ります。

しかし、この『処理をする』過程で細胞のなかや外のゴミを取り除いたり、不要物を移動させたりするために起こる〝炎症〟は自分の体や組織を傷つけるリスクもあります。

例えば、細菌が体内に入り込み、それによって白血球のうちの好中球が活性化され、細菌を取り込み貪食すると、その好中球から脱顆粒（顆粒が放出される）が起こります。

このような顆粒のなかには、活性酸素種や一酸化窒素種のようなフリーラジカルやさまざまなたんぱく質、酵素などが入っています。つまり、好中球は細胞膜を壊し、病原体や残骸などのたんぱく質を拾って処理していくのです。そのとき同時に自分の組織や細胞にも傷をつけてしまいます。

一般的に知られている**急性炎症**は、局所に発赤、熱、腫れ、痛みなどを起こします。急性の副鼻腔炎のように〝局所的〟に粘膜組織に炎症を起こし、その部分の傷害や腫れを起こすものもあれば、カゼやインフルエンザのように全身にウィルスや細菌感染を起こし、発熱、血圧の変動などを起こすものもあります。

急性のものは、このように何かしらの明らかな炎症の特徴（熱、赤味、腫れ、痛み）を示すことが多いです。

具体的には急性アレルギー反応、感染症、外傷、ヤケド、化学的刺激、凍傷などです。

しかし、一過性のことが多く、傷跡は残るかもしれませんが、自分の治癒力でその火事のような状態を鎮静化することができます。

一方**慢性炎症**は、自己免疫疾患や炎症性腸疾患など明らかに炎症を持っているとわかっている場合（**大きな炎症**）もあれば、目で見てわからない、熱なども感じない、血液検査の数値的にも炎症反応など認められないなど、気づかれていない慢性炎症（**小さな炎症**）もあります。

慢性炎症と疾患の関係として、歯周病と糖尿病、動脈硬化との関連意識は、近年少しずつ医療従事者には浸透してきました。しかし、そのほかの炎症やアレルギーによる反応についての多くは見過ごされている可能性があります。

長引く不調や病気は表面だけおさえてもなかなか治りません。

根本的原因を見つけ、それに対処することが大切です。

その原因のなかで大きく占めるひとつが**慢性炎症**なのです。

本編では、そのなかでも見過ごされやすい慢性炎症、自分でセルフチェックできる隠れた炎症についてまとめてみました。

慢性炎症は、日常的にウィルスや常在菌、そのほかの誘因にさらされ続けると起こります。さらに免疫系の調整が上手くできなくなる因子として、加齢、ストレス、乱れた食生活、筋肉の減少、座りっぱなし、睡眠不足、栄養不足などが免疫を過剰反応させたり、弱化させています。

慢性炎症による不調は、一般的な医療では見過ごされやすい、深刻な病態が隠れている場合もあることを知って欲しいのです。

目先の症状にとらわれて、的外れな治療を延々と行い、さらに長引かせるどころか、こんがらがって病態をさらにわかりにくく、悪化させることがないように、根本を見る癖をつけ、つらい状態から抜けられる手助けができれば幸いです。

目次

第3章 疑うべき「慢性炎症」の要因と対処法

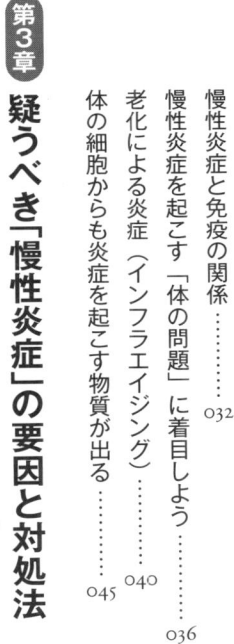

第4章 慢性炎症の主な原因にアプローチする

装丁：米谷哲也
本文デザイン：白根美和
イラスト：武内未英

第1章

長引く不調の原因を探る
チェックシート

根本原因を探るヒントとなるチェックシート

長引く不調を改善するにはその根本原因を知ることが最初のステップです。この原因には、さまざまなものが考えられます。

最近、特に注目を浴びているのが慢性炎症です。詳しくは後述しますが、原因不明の不調や症状には、体のどこかにある慢性炎症が関わっている場合がとても多いのです。

しかし慢性炎症は、複数の原因がからみ合っていることも多く、厳密につきとめるには時間と手間がかかることもあります。ですが、症状や状況から、関わっている原因の見当をつけることは可能です。

長引く不調を根本から改善するためにはその慢性炎症がどこに、なぜ起こっているかを見極めてアプローチをすることが近道です。

そして、慢性炎症の原因は、結果としても起こりえます。つまり、慢性炎症があるから皮膚に炎症が起こる、皮膚に炎症があるから全身に炎症物質が届き腸にリーキー（漏れ）が起こる、リーキーガットがあるから皮膚に炎症が起こる、など、相互的に反応するので、それぞれの炎症が原因でもあり、結果でもあるということです。

ひとつずつ、ひとつずつ原因を探っていきましょう。

原因として自分の免疫力が年齢などとともに調整力が低下して、さまざまなもの（食べ物や化学物質、自分の代謝産物）に過敏になりそれを排除しようとして起こる場合や、食生活が乱れたことによって、いままで大丈夫だったものでも反応が起こってしまう場合があります。

腸内細菌叢の乱れ、つまりディスバイオーシスや進行して起こるリーキーガット症候群は食べ物や薬などによって引き起こされる粘膜免疫のトラブルです。

腸だけでなく常在菌は人体のさまざまな箇所に存在します。

口腔内、気道などの炎症は、特に感染源がなくても自分が持っている常在菌によって起こる炎症、外部からの感染源となる細菌や真菌（カビ）、ヘルペスなどのウィルスなどが原因で繰り返し起こる炎症、ある特定の食事のたんぱく源や炎症を引き起こしやすいレクチンなどを含んだ食べ物、血糖を急激に上げる食べ物やカビ毒を含むもの、加工塩のとりすぎによる炎症もあります。

同じ食品でも加工の度合や添加物によって反応が変わります。

毒素となりうる化学物質、喫煙やアルコール、デジタル毒となる電磁波、食品添加物、重金属、加熱しすぎたりするときに生まれる終末糖化産物（ＡＧＥｓ）などの外からの因子に加え、インスリンそのものや、自分のもっている内臓脂肪からの分泌物、血糖の乱高下、ストレスなどによる多くの炎症性物質、低酸素や運動不足の生活、睡眠のトラブルも体内で炎症となりえます。

慢性炎症が続くことによって、

●副腎や甲状腺のトラブル・糖尿病など内分泌系への影響
●月経不順などの生殖器系への影響
●心血管系のトラブル
●脳神経系のトラブル
●栄養の吸収障害や消耗から起こる栄養不良
●出血を伴わない貧血やうっ血から起こる低酸素
●筋肉や骨が弱ったりやせてきたりするサルコペニア（加齢による骨格筋量の低下）やフレイル（加齢により心身が疲れやすく弱った状態）

などが起こりえます。筋骨格系のトラブルは痛みを発生させ、痛みはさらに炎症を悪化させます。

これらの慢性炎症は、エネルギーのもとである各臓器や器官を働かせるために重要なミトコンドリアの機能を低下させ、さらに全身のトラブルへと波及していきます。明らかにわかる炎症性の疾患（膠原病、潰瘍性大腸炎、喘息や慢性肺炎など大きな炎症）は自分自身でも診断を受けていれば炎症の自覚はあると思います（痛みや熱感、腫脹など）。このような炎症ではなく、本書ではくすぶって長引いている炎症（小さな炎症）が多くの不調をもたらし、それがどこにあるのかわからないというタイプの慢性炎症に焦点をあてています。

また、これらのタイプの慢性炎症は、先に挙げた炎症性疾患（膠原病、潰瘍性大腸炎、喘息や慢性肺炎）にも存在している可能性が高く、これらの慢性炎症を改善することで、ステロイドや西洋薬のみでは根本的に治りにくい難治性の疾患が改善する可能性も十分あるのです。

ただ、これらのタイプの慢性炎症は一般的には自分でここが熱い、痛い、腫れているなどがないので、どこにどんな炎症があるのかわかりにくく、どこからアプローチしたらいいか迷うと思います。

そこで、本編に沿って、はっきりした炎症性疾患を含め、診断がつかず不調が長引いている、どこに行ってもよくならない、などの人のために、根本原因を探るためのチェックシートを作りました。部位別慢性炎症と、その大きな原因となる栄養障害、有害物質、ストレスについてです。

各項目にチェックが多い、もしくはキーとなるもの（★印）にひとつでもチェックがつけば、その要因が深く関わる可能性が高まります（多くの場合、複数あります）。あくまでも可能性なので、結果を重視しすぎず、原因を探るヒントにしましょう。深く関係しそうな原因がわかったら、それぞれの参考ページから読んでもよいでしょう。

【腸の慢性炎症】が関わる可能性がある症状・状況

□★おなかの張り、便秘、下痢などの腸トラブルが多い

□　おなかまわりの脂肪が多い

□★アレルギー症状や自己免疫疾患*がある

*自分の免疫で自らの組織を攻撃する病気。例えば、関節リウマチ、全身性エリテマトーデス、潰瘍性大腸炎、クローン病、バセドウ病、橋本病、円形脱毛症など。

□★たびたび抗菌薬（抗生物質）を使用してきた
□薬をたくさん飲んでいる
□加工品、添加物の摂取が多い
□小麦製品、乳製品の摂取が多い
□野菜をほとんど食べない
□電子レンジをよく使う
□砂糖や甘いものの摂取が多い
□マーガリンや油を含むお菓子・スナック類などをよくとる
□★おなかいっぱい食べないと気がすまない
　食事の時間が不規則。夕食が夜8時以降になる
□★胃もたれ、消化不良に悩まされる。おなかがすくことがない

本書の参考ページ＝51ページ～

【上咽頭・口腔の慢性炎症】が関わる可能性がある症状・状況

□★のどの違和感や痛みがある

□★鼻づまりや後鼻漏（こうびろう）（鼻汁がのどの奥に落ちていくような症状）がある

□★原因不明の痰や咳が続くことがある

□歯の知覚過敏や多歯痛（多くの歯が同時に痛む）、舌の痛みがある

□頭痛や顎関節痛（がくかんせつつう）（あごの痛み）、ひどい肩こりや首こり、手や指の関節痛がある

□★口で呼吸することが多く、口のなかが渇きやすい（特に朝）

□砂糖や甘いものの摂取が多い

□歯磨き（ブラッシング）が不十分になりがち

□歯科の定期検診を受けていない。虫歯がある

□★歯肉炎や歯周病（歯槽膿漏（しそうのうろう））、口臭がある

□★扁桃炎（へんとうえん）（のどカゼ）や、副鼻腔炎（ふくびくうえん）あるいは副鼻腔炎のような症状をくり返す

□★子どもの頃から、鼻炎やぜんそくなどがあった

□いびきをよくかく。呼吸が止まっていると家族に指摘される

本書の参考ページ＝68ページ～

【皮膚の慢性炎症】が関わる可能性がある症状・状況

皮膚の慢性炎症はわかりやすいため、ほかのようなチェックリストは挙げていませんが、ドライスキンやかゆみ、じんましん、慢性の湿疹、いつまでも治らない傷がある人、ヤケドなどの皮膚症状がある人は、皮膚の慢性炎症のページを参考にして、対策を講じてください。
また、皮膚の慢性炎症がある人は、腸の慢性炎症を持つことが多いため、腸の炎症の項も必ず見てください。

本書の参考ページ＝79ページ～

【筋骨格系の慢性炎症】が関わる可能性がある症状・状況

- □ 骨粗しょう症や骨密度が低いといわれたことがある
- □ 身体のどこかがいつも痛む
- □ 運動不足、仕事などで座っている時間が長い。同じ姿勢が多い
- □ ハードな運動をよくする、していた
- □ ひどいけがや骨折をした経験がある
- □ 筋力が低下してきた。ふらつきやつまずきが多い

□ 筋肉が少ない
□ 外反母趾・内反小趾・膝などの関節の変形がある
□ 骨盤がゆがんでいる
□ ストレートネック、側彎症などを指摘されている
□ 椎間板ヘルニアや骨すべり症などがある
□ 噛み合わせが悪い
□ ヒールや合っていない靴を履くことが多い

本書の参考ページ＝85ページ～

【脳の慢性炎症】が関わる可能性がある症状・状況

どれにも当てはまらず、腸にいい食事や規則正しい生活を送り、睡眠をしっかりとり、口腔ケアや上咽頭炎の治療を行っても症状がとれない人は、**脳の炎症**を引き起こしている可能性があります。

□ 誘因パターンのないブレインフォグや起き上れないような疲労
□ 記憶や認知の低下

□誘因パターンのない不安やうつ症状などの精神症状
□不眠や長時間寝てもさらに眠い
□話すことが難しく感じる
□てんかん、振戦（ふるえ）、人格が変わる

～本書の参考ページ＝90ページ～

【栄養障害】が関わる可能性がある症状・状況

□加熱した食品を多くとり、新鮮な生の野菜や果物をあまり食べない
□★爪に白い斑点や縦線が入るなど、爪の色や形に異常がある
　髪のパサつきや抜け毛が気になる
□食品添加物の入った加工品（ウィンナー、ソーセージ、ベーコン、レトルト商品など）や化学調味料をよくとる（コンビニエンスストアなどで買った食事や外食が多い）
□★好き嫌いや偏食が多い
□揚げ物などの油料理をよくとる
□電子レンジをよく使う

□★味覚や嗅覚が鈍い

□胃酸抑制薬、降圧薬、抗菌薬、痛み止めなどの薬をよく飲む

□★おなかの張り、便秘、下痢など、腸のトラブルが多い

□虫歯や歯周病があり、よく噛めない

□砂糖やカフェイン、冷たい食べものをとることが多い

□お酒をたくさん飲む、毎日飲む

□ダイエットをよくする

～本書の参考ページ＝108ページ～

【有害物質】が関わる可能性がある症状・状況

□慢性的な疲労感、頭痛、不眠があり、集中力が続かない

□筋肉痛や関節痛が起こりやすい

□鼻づまりや後鼻漏が気になる

□胸やけ、おなかの張り、便秘、下痢、便がにおうなどの胃腸症状が出やすい

□異常に何か食べたくなる。むくみやすい。やせにくい

□湿疹、じんましん、肌荒れなどの肌トラブル、目の下のクマが出やすい
□口内炎をくり返す。口臭が気になる
□★薬を飲んだり、加工品をとったり、化学物質にふれたりする機会が多い
　または、化学物質に過敏に反応する
□常習的な喫煙
□★運動不足や睡眠不足になりがち。汗をかかない（かく機会が少ない）
□★仕事や住環境で有害物質との関連が疑わしい（引っ越しや転職を機に悪化）
□オール電化に住んでいる、家のそばに鉄塔やアンテナや線路がある
□仕事でいつもパソコンや電子機器に囲まれている

本書の参考ページ＝133ページ〜

【ストレス】が関わる可能性がある症状・状況

□★具体的に大きなストレス（借金、親しい人の死や病気、離婚や夫婦関係の悩み、子育てや職場でのストレスなど）がある
□緊張することや、イライラすることが多い

□口のなかが渇きやすい

□★何かについて考えたり、そのことに関する行動をしたりすると、胃痛、胃もたれ、胸やけなどをよく感じる

□★緊張すると、おなかの張り、軟便、下痢、便秘などが起こりやすい

□よく眠れない。眠りが浅い

□動悸がしやすく、手に汗をよくかく

□仕事や家庭生活でうっかりミスが多い

□★自分の不調な部分が気になり、ずっとそのことを考えて不安になる

□夜更かしや、遅い時間に過食をすることが多い

□あまり日光に当たらない。運動不足

□呼吸が浅い。息がつまった感じがある

本書の参考ページ＝145ページ～

第2章

全身に潜む
慢性炎症とは?

「見えない炎症」が不調や病気を起こす

炎症というと、誰でもイメージするのは、「赤く腫(は)れて熱を持った状態」でしょう。

そのイメージどおり、**「炎症とは、傷や感染などによって起こった血管の障害などで、発(ほっ)赤(せき)（赤くなる）・熱感（熱い）・腫脹(しゅちょう)（腫れる）・疼痛(とうつう)（痛み）のある状態」**と、私たちも医学部で教えられました。

これらは「炎症の4兆候」として古くから知られています。古代ローマの学者、アウルス・コルネリウス・ケルススが提唱したので、「ケルススの4兆候」とも呼ばれます。ほかにもいくつかの兆候はありますが、代表的なものはこの4つで、こういうハッキリした特徴を持つのが炎症だというのが、かつては医学的にも常識でした。

しかし25年ほど前から、こうした目に見える炎症だけでなく、「肉眼で見えず、通常の検査をしてもわからない炎症」が認識されるようになってきました。赤くも熱くもなく、腫れや痛みも生じない炎症（小さな炎症）があるということがわかってきたのです。

ヤケドを例にして説明しましょう。ヤケドも一種の炎症です。普通にヤケドと聞いて思い浮かべるのは、皮膚が赤くただれたり、水ぶくれした状態でしょう。しかし、そこまでいかなくても、ほんの一瞬、火や熱いものにふれただけのとき、見た目は全く変わらないけど、わずかにジンジンすることがあります。冷やせばじきに治まり、あとが残ることもほとんどありません。

そのジンジンする前には、自覚症状は何もないまま、生体が反応して化学物質などが炎症部分にジワッと出てくる段階があります。これが「目に見えない炎症」です。それがひどくなれば、「目に見える炎症」になっていくのですが、従来思われていたより、もっとずっと前の段階から、炎症がはじまっていることがわかってきたわけです。

そして、この「目に見えない炎症」が、体のさまざまな場所の症状や病気に関わっていることがわかってきて、最近の医学界のトピックになっています。

☞この25年で「炎症」の常識が変わってきた
☞目に見えない炎症が、体のさまざまな場所の症状や病気に関わっている

炎症は体を守る現象だが慢性化すると厄介

「目に見えない軽微な炎症なら、赤くただれる炎症より問題ないだろう」と思われるかもしれません。しかし、実は目に見えない軽微な炎症だからこそ厄介なのです。

そこをおわかりいただくために、簡単に「炎症」の基本的な説明をしておきましょう。

とかく炎症はいやなものととらえられがちですが、実は悪者ではありません。それどころか、私たちの体を守ってくれている大切な反応です。

例えば、傷から感染し、その部分が腫れて熱を持っているとき、内部では侵入した細菌などの病原体と、免疫細胞が闘っています。その部分が腫れて痛むのは、免疫細胞が仲間を呼ぶために血液やリンパ液を集めたり、病原体をやっつけるための化学物質などを出したりしているからです。

炎症は、体を守るための免疫細胞の闘いが、正常に行われている証なのです。通常は、免疫細胞が無事に勝利を収め、病原体が排除され、炎症の起こった部分が修復されて、もとに戻ります。

これが、従来知られてきた目に見える炎症で、これを「急性炎症」といいます。

目に見えない炎症が厄介な理由は、急性炎症の経過とは違い、軽微な炎症が治りきらないまま、長く続くことがあるからです。これを「慢性炎症」といいます。

火事に例えると、急性炎症は、ボウボウと火が燃えさかる火事、慢性炎症は火が出ないでくすぶり続けている状態です。

体でいうとすばやく強い免疫反応が起こり、健全な状態に戻る急性炎症に対し、ハッキリした免疫反応も起こらないまま、軽微とはいえ長く炎症が続くのが慢性炎症です（目に見える炎症つまり大きな炎症が長く続く場合「慢性的に炎症が続く」といわれることがありますが、医学的には、特に目に見えないくすぶるタイプつまり小さな炎症が続くことを「慢性炎症」と呼びます。ただし、大きな炎症が慢性的に続くときには、小さな炎症が火種になったり、小さな炎症を改善することが根本治癒になったり、重複して持っていることも多く、本文中は適時慢性炎症と表現しています）。

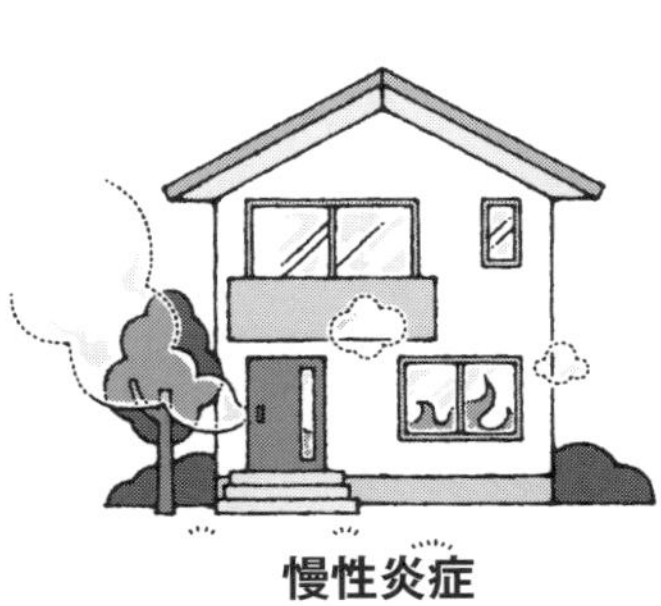

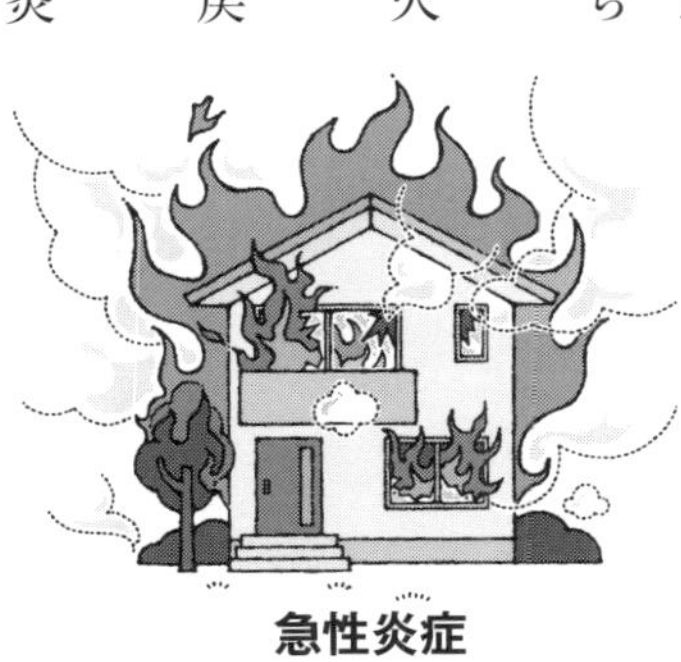

☞炎症は、体を守る免疫細胞が正常に働いている証で、通常は免疫細胞が勝利を収めてももとに戻る
☞慢性炎症は、軽微な炎症が治りきらず、長く続くので厄介

慢性炎症と免疫の関係

慢性炎症は、免疫寛容（病原体や抗原にさらされたときに、どのように免疫系が反応するのか、もしくはしないかということ）とも関係しています。

体の免疫は、体内が病原体や抗原にさらされたとき、この免疫寛容を的確に判断していますす。その調整機能が加齢とともに低下します。その機能が低下すると、食品たんぱく質や化学物質、自分の組織や細胞に、免疫機能が過敏に反応しはじめます。そして、いままで反応が起こらなかったものにまで反応するのです。

こうして、食事や食品に反応をするものは食物過敏症、化学物質に反応するものは化学

物質過敏症、自分の組織や細胞に反応するのは自己免疫疾患となります。年齢とともに、体質は変化し、炎症を起こしやすくなるのです。そこに遺伝や感染、なんらかの強いストレスなどが組み合わされるとさまざまなものに過敏になり、炎症を起こしはじめ、それがいつまでも鎮火せず、だらだらと炎症が持続する慢性炎症となってしまうのです。

全身の炎症は痛みの受容器があるところは「痛み」として症状が起こります。

しかし、この痛みの受容器がない組織、例えば「脳」などに慢性炎症が続いている場合は、「痛み」の症状はなく、脳の持久力が低下し、うつ状態などの精神的な症状が現れます。また腸の上皮細胞や血管の内皮細胞にも痛みの受容器はないので、動脈硬化や腸内の炎症は本当にシビアにならないと症状が出ません。

腸管のバリア機能は有名になってきましたが、バリア機能は腸だけでなく、脳にも、肺にも、血管にも、膣にもあり、これらがなんらかの原因で破れると本来入って欲しくない場所に異物が侵入することになり、炎症を引き起こします。

そして、このバリア機能を修復しない限り異物は入り続けるのです。

例えば、アレルギーは物理的なバリア機能を低下させます。アレルゲンが体内に入るとマスト細胞（アレルギー反応に関与している免疫細胞）からヒスタミンを放出させ、バリア機能をゆるめてしまいます。

また未消化物が入ったりすれば腸内細菌叢が乱れたり、炎症を引き起こしたり、防御物質であるIgAなどが低下したりします。その結果、粘膜のムチンなどの働きが低下するとバリアの機能性も低下します。

そのうえ、さらに酵素や防御物質の働きが低下したりもします。これらが原因のバリア機能低下で、さまざまな異物を体内に侵入させることになるのです。

免疫の炎症反応には主に4つのステップがあります（P35参照）。

つまり、これら慢性炎症の原因を探る場合、食事性たんぱく質や病原体、汚染物質、組織の破壊など繰り返し活性化されるものが何かないかを診ていくということです。

☞年齢とともに体質は変化し、そこに遺伝や感染、なんらかの強いストレスなどが組み合わされるとさまざまなものに炎症を起こしやすくなる

☞腸の上皮細胞や血管の内皮細胞には痛みの受容器がないので、動脈硬化や腸内の炎症はシビアにならないと症状が出ないだけでなく、体内のあらゆるバリア機能が低下することによっても異物が侵入し炎症を引き起こす

■炎症の4段階

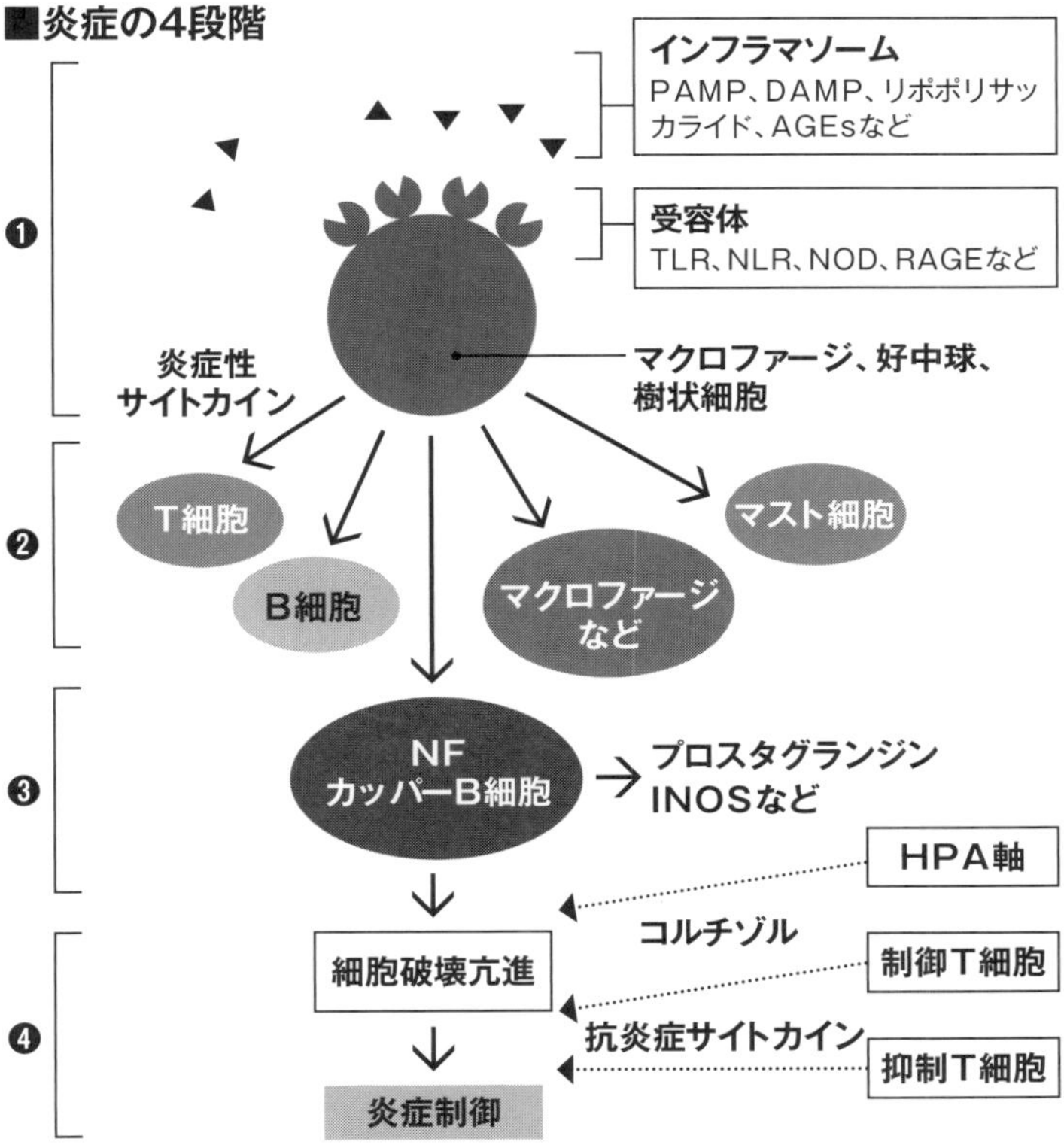

❶活性化

炎症反応の活性化で免疫細胞を活性化させる（活性化の繰り返し――抗原そのものに対処する免疫システムの弱体化）

❷炎症細胞の動員

ある種の免疫細胞が過剰な動員を引き起こす（免疫細胞を過剰に反応させる）

❸増幅

免疫細胞のなかには内因性の既存の炎症経路を増幅させるものがあり（増幅の進行）

❹炎症の改善・消失

消失（解決能力の低下――炎症を鎮め沈静化する能力が低下すると慢性化しやすい）

慢性炎症を起こす「体の問題」に着目しよう

慢性炎症（ここははっきりした局所の炎症疾患も入れています）の起こりやすい場所と、それによる代表的な病気としては、37ページのイラストにあるようなものがあります。

これらは一見、局所的な炎症のようでも、全身に影響します。体の1箇所でも慢性炎症があると、そこから出る炎症物質（サイトカイン）が血液に乗って全身を巡るからです。例えば腸の慢性炎症から全身疲労が起こったり、関節が痛んだりもしますし、虫歯や歯周病から心臓病が起こることもあります。

私の専門の腎臓でいうと、腎臓の機能を機械で代替する人工透析の患者さんで、病状がよくない人には動脈硬化や低栄養などが見られます。その根本原因が慢性炎症であることが、25年ほど前からいわれはじめたのです。

腎臓病関連に限らず、動脈硬化やそれによる心筋梗塞（心臓の血管がつまり心臓が壊死する病気）や脳梗塞（脳の血管がつまる病気）なども、単純な血管のつまりや硬さだけでなく、一般の血液検査では出てこないような血液の慢性炎症が関わっているといわれてい

■慢性炎症による全身への影響

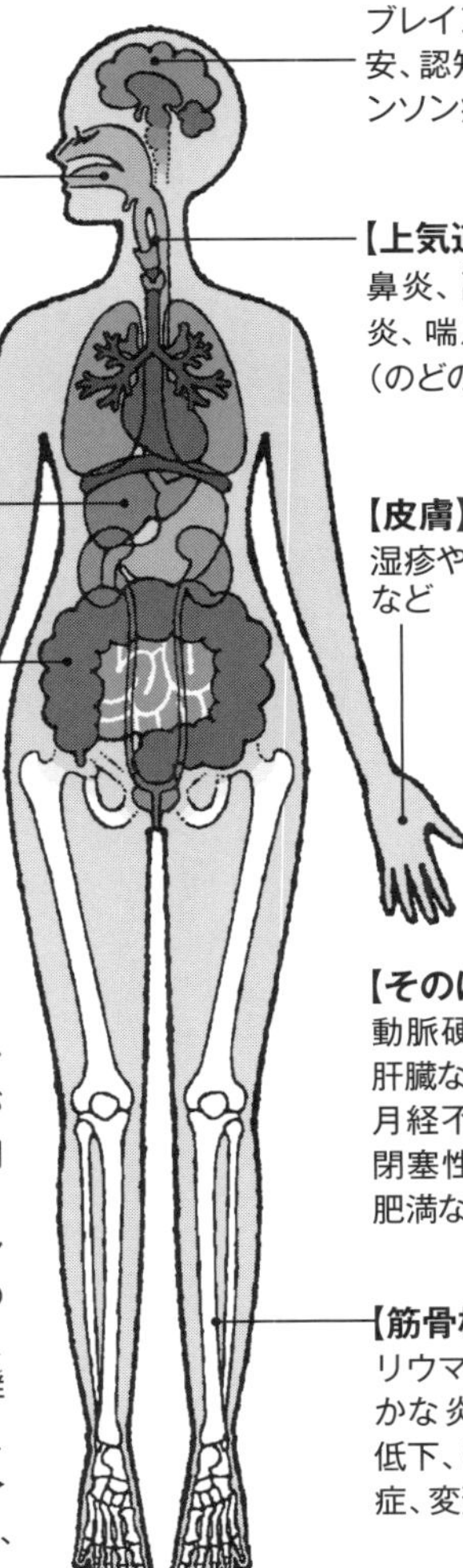
【脳】
ブレインフォグ、うつ、不安、認知症、不眠、パーキンソン病、発達障害など
【口腔内】
虫歯、歯肉炎、歯周病など
【上気道(鼻〜のど)】
鼻炎、副鼻腔炎、気管支炎、喘息、慢性上咽頭炎(のどの上部の炎症)など
【皮膚】
湿疹やアトピー性皮膚炎など
【胃腸】
潰瘍性大腸炎、クローン病、偽膜性腸炎(抗菌薬が原因となる腸炎)など、明らかな炎症性疾患に加え、腸内細菌叢(一定のバランスを保っている腸内細菌の集まり)のバランスの乱れ、萎縮性胃炎、腸漏症候群(リーキーガット症候群)、腸真菌症(腸カビ)など→その結果としての栄養不良、やせや肥満
【そのほかの内臓系】
動脈硬化、心臓や腎臓・肝臓などの炎症、糖尿病、月経不順、COPD(慢性閉塞性肺疾患)、メタボ、肥満など
【筋骨格系】
リウマチや関節など明らかな炎症、痛み、筋力の低下、ゆがみ、骨粗しょう症、変形

ます。

最近では、メタボや肥満、生活習慣病（糖尿病、高血圧など）、アルツハイマー病、がん、自己免疫疾患（関節リウマチなど自分の免疫機能が自己組織を攻撃して起こる病気）といった多くの病気や老化そのものにも、慢性炎症が関わっているといわれるようになりました。

また、慢性炎症はこれら以外にも、なんらかの〝全身〟への影響、そして脳神経の炎症を起こしていることが多いです。

脳神経炎症は、神経細胞同士の情報伝達になんらかの影響を与えます。末消神経であれば痛みとして現れますが、脳は痛みを感じないので、精神的な症状を引き起こすのです。例えば、抑うつ、ブレインフォグ（頭に霧がかかっているようにモヤモヤしたりする、すっきりしない症状）、不安感、認知機能障害を持つことが多くなります。

そのために精神疾患と勘違いされ、向精神薬を処方されることもあります。

なぜ精神症状を引き起こすかというと、炎症を起こすとミトコンドリアがうまく働きません。すると脳内のＡＴＰ（アデノシン三リン酸――筋肉の収縮など生命活動で利用されるエネルギーの貯蔵・利用に関わる化合物。「生体のエネルギー通貨」と呼ばれている）

が減少し、エネルギーが低下します。そうなると、脳（認知）の働きが悪くなる、つまり認知や集中力が続かない、脳の持久力がなくなるのです。

さらに、血管の炎症などは、自覚症状がほとんどなく、動脈硬化、心筋梗塞や狭心症などの虚血性心疾患、脳梗塞や脳内出血などの原因となったり、昔の傷や打撲あと、膝などの炎症をぶり返し、炎症が再燃し、その古傷がもとでほかの症状が現れたりします。

当然、そうした大きな病気になる前段階で、慢性炎症がさまざまな小さな不調や症状を起こすこともわかってきています。多くの人が、体質によるものや原因不明のちょっとした不調だと思っている下痢、便秘、消化不良、アレルギー症状、長引く咳・痰、のどの痛み、湿疹、かゆみ、疲労感なども、慢性炎症から起こっている可能性が高いのです。これらは**大きな病気の前触れの可能性がある**ということです。

このように慢性炎症は、重大な疾患の原因となるので注意が必要だといえます。

ただし、くり返しになりますが、炎症そのものが悪者なのではありません。慢性炎症の場合も、炎症という現象そのものを止めようとするのではなく、それを起こしている体の側の原因を探ることが大切です。具体的には次のようなことが考えられます。

●体のどこかにずっと感染巣がある（腸の炎症、歯茎の炎症、上咽頭炎など）
●炎症を起こすものを体に入れ続けている（消化の悪いたんぱく質を含む加工品や小麦や乳製品、有害な添加物などを習慣的にとっているような場合）
●免疫機能が弱っている（持続的なストレスがある、有害物質やステロイドなど免疫を下げる物質を入れ続けているような場合）
●酸素や栄養が届かない状態が続いている

☞局所的な炎症が全身に影響を与える
☞炎症の症状をおさえようとするのではなく、その原因を探ることが大事

老化による炎症（インフラエイジング）

年齢を重ねたら、あちこちにガタがきて、痛い、病気をしやすいなどといいますが、これは前述したように年齢とともに免疫システムの調整ができなくなり、炎症反応が増幅さ

れ、より反応しやすく、より活発になるからです。

もしくは、炎症反応が弱いため免疫がうまく働かず、だらだらと持続してしまうのです。

そして、炎症は慢性化し、病気や不調の大きな原因となっていきます。

これらをインフラエイジングといいます。

若い頃は影響がほとんどなかったささいなことでも、炎症の引き金となってしまいます。

そのため、

●加工食品に含まれる多くの化学物質
●作物を育てるときの土壌汚染や農薬など
●大気汚染や空気中のアレルゲン
●家庭内での炎症を引き起こす化学物質
●建築で使用する建材
●毎日使う化粧品や膨張剤
●建具などの化学物質
●日々摂取している薬、食品、アルコール

これらすべてが炎症の原因となる可能性があるのです。

一般的には、高齢になるほど炎症が起こりやすく、長引きやすくなります。つまり、年齢を重ねると若い頃よりも生活環境の改善や炎症の負担を減らす努力が必要になります。そして、疾患予防や病気の改善のために、未然に炎症をおさえるということがとても大事な目標となってくるのです。

年をとると細胞の老化によって、細胞がうまく働かなくなり、非効率的になります。炎症の調節ができなくなり、常に炎症性メディエーター（炎症を引き起こしたり、継続させる物質）を出し続けるのです。この炎症性メディエーターとして、次の物質の増加、過剰分泌が考えられます。

- 体内でアレルギーに関係するヒスタミン
- 炎症性サイトカイン（免疫機能のバランスを保つたんぱく質）
- 炎症性プロスタグランジン（ホルモンの一種）
- アディポカイン（生理活性たんぱく質であり、炎症性サイトカイン）

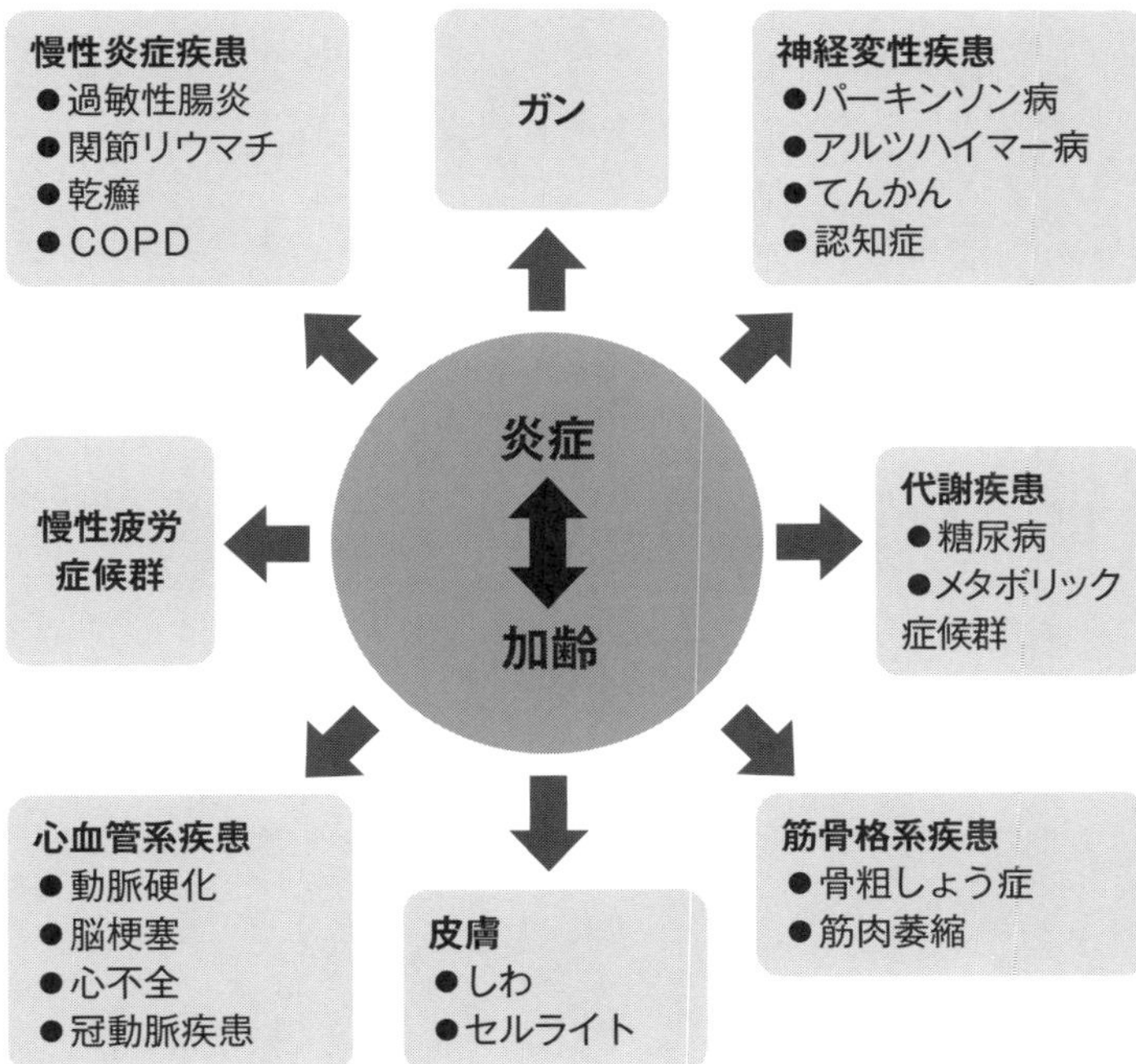

Preventive Medicine54:2012,S29-S37より改変

そのため、生活のなかに炎症を増幅するものがないかを探ることが大切です。

加齢に加え、ストレス、糖尿病、感染症、肥満もしくは過剰なやせなど栄養不良、低酸素などが重なるとさらなる慢性炎症状態が続き、本格的な疾患へとつながっていきます。

年齢を重ねると、腸内細菌叢にも変化が起こります。腸内で、短鎖脂肪酸など炎症をおさえてくれる物質をつくってくれる菌種が減り、多様化が失われる傾向にあるのです。また、分泌物も減少し、腸管バリアも壊されやすく、より腸のバリアが壊れたリーキーガットや、腸内細菌叢の異常を促進させます。

そして、炎症そのものが老化を早め、その老化が炎症を悪化させるという悪循環に陥りやすいのです。

例えば、年をとるといつもあちこちが痛むようになります。筋肉内にある細胞が死んでいくと、筋肉に残骸がたまります。年老いた免疫系はそれを効率的に処理できません。上手にゴミを捨てられないため、それにいつも反応し、慢性的な炎症状態となり、筋肉があちこちいつも痛むのです。

筋肉のはりやこわばり、筋肉痛の正体はこれら筋肉にこびりついた細胞の残骸に対する小さなくすぶり炎症なのです。

- 高齢になるほど炎症は増えるため、より生活や炎症の負担を減らす努力が年齢を重ねると必要になる
- 炎症そのものが老化を早め、その老化が炎症を悪化させる

体の細胞からも炎症を起こす物質が出る

さらにもうひとつ、炎症についてわかってきたことがあります。

従来、炎症は、細菌やウイルスといった病原体や異物、有害物質など、「外的な原因」に体が反応して起こるものとされていました。それらに対する防衛反応として、免疫細胞が反応して起こる現象だと考えられてきたのです。

ところが、前述したように近年わかってきたのは、こうした外的要因がなくても、炎症が起こるということです。私たちの体の細胞内にはさまざまな物質があります。そのなかには、細胞内にあれば安全ですが、細胞の外に出ると害をもたらす物質も含まれています。

身体がゆがむと左右対称に力が分散されず、偏ります。すると血流も滞るので滞った場

所（圧迫されてる、腫れている、コリがあるところなど）に酸素が行き届かなかったり、また老廃物が処理できなくなると、ときには細胞からそうした物質が出てくることがあります。

また、心理ストレスや光、環境刺激などを受けると、ある特定の神経回路が活性化し、血管近くの神経から神経伝達物質が放出されます。すると血管壁が開き、血液細胞が組織に侵入するゲート（入り口）を血管に作ります。これを「ゲートウェイ反射」（P47参照）といいます。

血液には病原体から身を守るための免疫細胞がいくつか存在しますが、これらは加齢やストレスにより自己攻撃性を持つようになります。血管内を通っているその攻撃性を持った病原性のT細胞が組織へ移行し、炎症を引き起こします。これらが糖尿病、動脈硬化、関節リウマチ、認知症、うつ病と関連するのです。

このように体内で起こっている反応に対しても、体は外からの異物や病原体と同じように反応し、免疫細胞が働いて炎症を起こすことがわかってきたのです。

こうした現象が、全身の細胞で起こりうるわけです。先に述べたとおり、炎症物質は全身に回りますが、それに加えて「細胞内の物質が原因になりうる」という意味でも、炎症

■ゲートウェイ反射

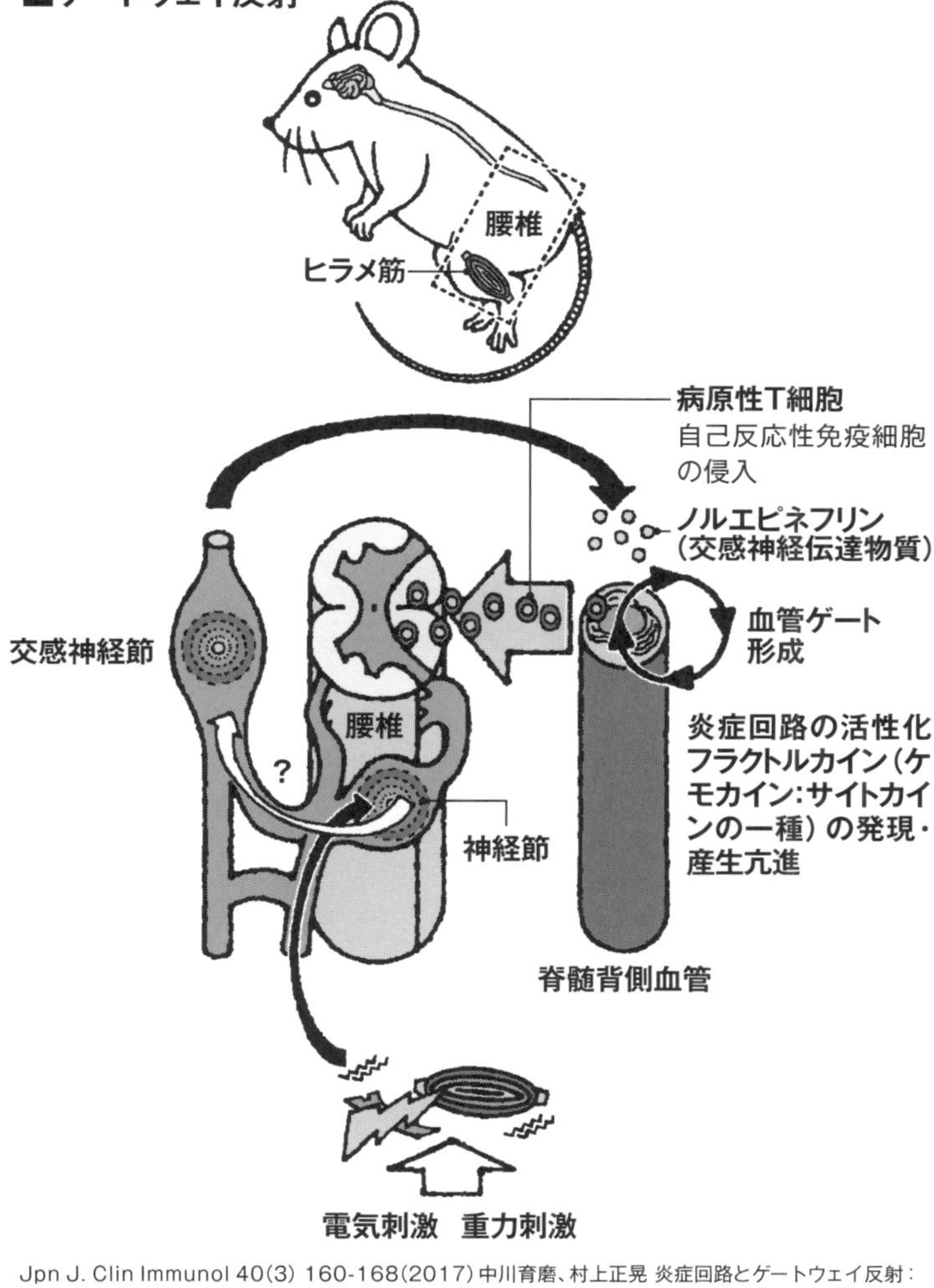

Jpn J. Clin Immunol 40(3) 160-168(2017)中川育磨、村上正晃 炎症回路とゲートウェイ反射:神経による炎症制御機構より引用・改変

は全身の問題ととらえる必要があります。当然、その原因となるストレスや代謝の乱れ、過労などが続くと、全身の慢性炎症が続くことになります。

☞ 外的要因がなくても炎症が起こるとわかってきた

☞ 炎症は、「局所に起こる激しい症状」というより、「全身のどこででも起こり続け、あらゆる不調の原因になるもの」である。

第3章

疑うべき「慢性炎症」の要因と対処法

あなたの不調の原因を見つけよう

本章では、長引く不調の原因について、以下の項目に分けて解説します。

①腸の慢性炎症
②上咽頭・口腔の慢性炎症
③皮膚の慢性炎症
④筋骨格系の慢性炎症
⑤脳の慢性炎症

慢性炎症は、全身に起こりうるものですが、特に重要なもの、なんらかの介入方法があるものとして、右記の5つの箇所の炎症を挙げました。はじめに「腸の慢性炎症」「上咽頭・口腔の慢性炎症」「皮膚の慢性炎症」「筋骨格系の慢性炎症」についてお話しします。また、それらがひどくなった結果として起こる「脳の炎症」にもふれ、日常生活で私たちが受けやすい慢性炎症の要因について説明していきます。

18ページからのチェックシートをもとに、あるいは、それぞれのページの解説を読んで、自分に深く関わっていると感じるものを探してみてください。そして、それぞれの項に書いてある対処法を実行してみましょう。

自分に合う（少しずつでも症状が改善していく）対処法が見つかったら、ぜひそれを続けてください。慣れてきたら、ほかに関わっていそうな原因の対処法を加えていくのもよいでしょう。

もしも、調子がよくならないようなら、ほかの原因の対処法を試してみましょう。

1.【腸の慢性炎症】

腸の炎症で「フィルター機能」が壊れると…

腸には、栄養素を吸収するという大事な役目があります。そのため、できるだけ多くの栄養素が吸収できるように絨毛（じゅうもう）と呼ばれる、毛のような微細な器官が腸壁に敷きつめられ、腸の内膜面積をめいっぱい広くとれるような構造になっています。

絨毛には上皮細胞（皮膚や粘膜などの表面にある細胞）が敷きつめられていて、お互いに結合し、必要なものは通し、一定以上の大きさのものは通さない、ふるい構造になっています。

この上皮細胞の物理的なふるいに加え、腸内細菌叢が機能的にも、また細菌が出す分解酵素などによっても、異物の侵入を防いでいます。さらに、腸内には分泌細胞も存在し、そこから粘液成分や免疫物質、消化酵素などが分泌されています。それらが消化を助けるとともに、異物の侵入を防いでいます。

つまり、腸には何層にもなった強力なフィルター機能が備わり、必要な物質はしっかり吸収する一方、不要な物質は体内に入れないようになっているのです。腸には食物とともにさまざまな異物や有害物、病原体などが入ってくるので、それらを選別して体を守るためのしくみです。

しかし、なんらかの理由で、腸に炎症が起こると、このフィルター機能が破壊されます。炎症により上皮細胞の物理的な結合がゆるむうえ、粘液などの防御機能が低下し、腸内細菌のバランスが乱れることによって、フィルターがうまく働かなくなるのです。

■リーキーガット症候群

腸の網目構造が壊れると、リーキーガット（漏れる腸）症候群を引き起こす

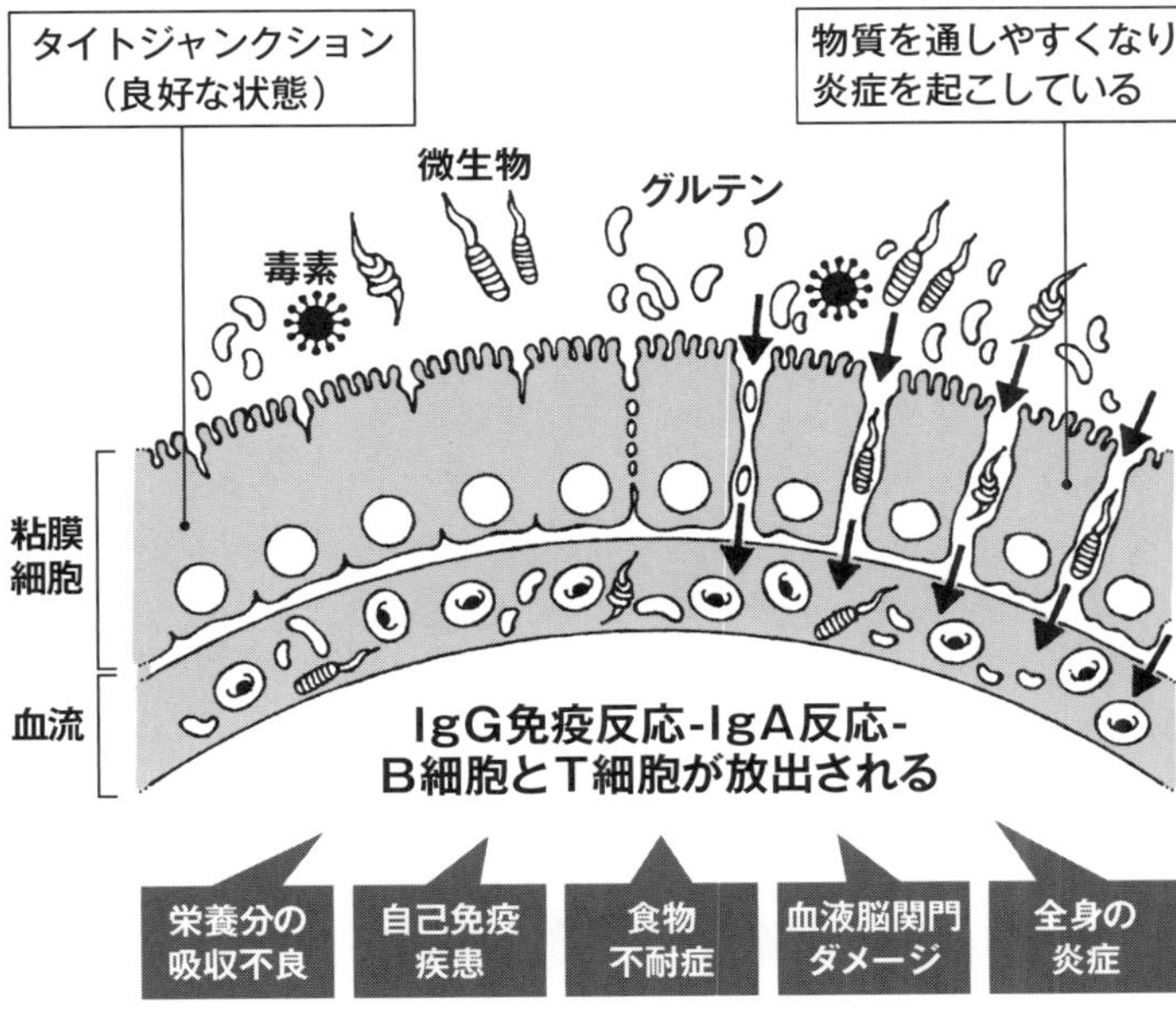

すると、腸粘膜のふるいの穴が大きくなり、体内に入れるべきでないものを入れてしまいます。これを「リーキー（漏れ出る）ガット（腸）」（P53参照）と呼んでいます。それによって起こるさまざまな症状を「リーキーガット症候群」といいます。

☞腸には必要なものと不要なものを選別するフィルター機能が備わっている
☞フィルター機能が破壊されると体内に不要なものが侵入してしまう

砂糖や化学物質、未消化物が腸の炎症を起こす

リーキーガットの原因として多いのは、炎症を引き起こしやすい物質を習慣的にとることや、カビ（真菌）などの微生物が繁殖することです。炎症のもとになりやすい、

- ●砂糖
- ●消化されにくい超加工品・小麦や乳製品のたんぱく質
- ●野菜をほとんどとらない肉食

- 化学的な添加物
- 不自然な脂肪酸であるトランス脂肪酸
- さまざまな有害物質

などを習慣的にとると、腸の炎症を引き起こす原因になります。この化学物質には薬も含まれます。

そして、肉や卵など（コリンの多い食事）ばかり食べていると腸からトリメチルアミン－N－オキシド（ＴＭＡＯ）という慢性炎症を引き起こす物質が作られます。これは野菜をたくさん食べることで減らせることがわかっています。

また、日本人は葉酸代謝があまり上手ではありません。遺伝子変異を抱えている人が7割以上います。この代謝に関連して、肉などを食べると出るメチオニンなどの代謝にも関係してきます。野菜に多く含まれる自然な葉酸がないとメチオニンの代謝もうまくいかず、炎症を引き起こします。

小麦や乳製品のように一般的に毒性物質と認識されていなく

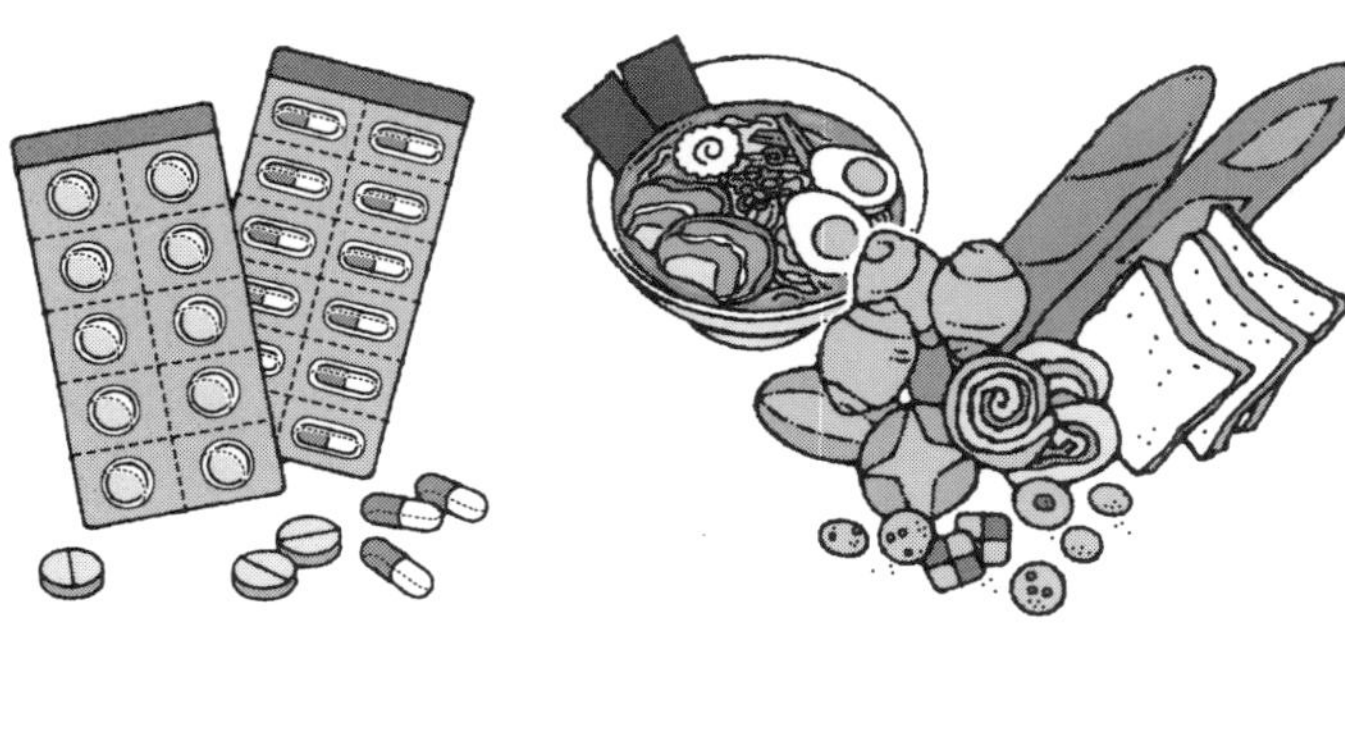

ても、消化されにくいものが大量に腸のなかに入り、未消化なままで存在すると、炎症を招くことになるので注意しましょう。

さらに、

●白砂糖や果糖ブドウ糖液糖などをはじめとする質の悪い糖質のとりすぎ
●抗菌薬
●農薬
●有害金属
●ホルモンバランスの乱れなどによる腸内細菌叢の乱れ
●腸の機能が低下しているときの発酵食品のとりすぎ

などが原因でおなかのカビが増えることによっても、腸の炎症は起こります。

そのうえ、腸の炎症が起こるとさらに腸内細菌叢のバランスが乱れ、そのために腸の炎症が助長されるという悪循環も起こります。

腸内の微生物は、ミネラルを含め、栄養素をより吸収しやすいように分解したり、必要なビタミン、ホルモン、酵素などをつくったりする役割もしています。ですから、腸の炎症で腸内細菌叢のバランスが乱れると、消化不良や、ビタミン・ミネラル、ホルモン、酵素の不足も起こることになります。つまり、それらにより、免疫調節ができず修復や炎症の回復を遅らせることになるのです。

腸は全身の80％のリンパ球が集まっている場所であり、免疫の要（かなめ）ともいわれています。ですから、腸の炎症が起こると、免疫機能が衰えて、ますます炎症が長引きやすくなるのです。

腸の炎症によって、こうした多くの弊害が起こる結果、さまざまな不調が起こることになります。チェックリストで腸の項目が多かった人は、改めてこれらのなかで、特に自分が気をつけていなかったものやとりすぎているものを見直してみましょう。

- ☞白砂糖や超加工品、小麦、乳製品、化学的な添加物、薬剤、トランス脂肪酸などをとると、腸の炎症を招きやすい
- ☞腸の炎症は腸内細菌叢のバランスの乱れも招く

「漏れる腸」が「漏れる血管」や「漏れる脳」を招く

先に述べたとおり、体の1箇所の炎症は、全身に影響しますが、特に腸の炎症は血管や脳に影響しやすいことが知られています。

腸は、体に入れてもよいものと入れてはいけないものを選別するふるいとして働いていると説明しましたが、「フィルター」「関門」「バリア」ともいえるこのしくみは、実は腸以外にもあります。例えば、血管壁の一番内側にも内皮細胞と呼ばれる細胞が並び、ふるいの機能を果たしています。血液に含まれる物質のうち、血管壁を通してよいものといけないものをふるい分けているのです。

また、脳の入り口には「血液脳関門」と呼ばれる場所があります。ここにも、腸と同じようなふるい構造（血管の内皮細胞や周皮細胞、星状膠細胞（せいじょうこうさいぼう）という脳細胞の一部や基底膜など）があり、脳に入れてよい物質かどうかを選別しています。

腸に炎症が起こって腸のふるい構造が壊れると、こうした血管や脳のふるい構造も破壊されやすいことがわかってきました。その理由は、腸の炎症によって出てくる「上皮細胞の結合をゆるめる物質」が、血管や脳にも達して作用するからです。

前述したように「漏れ出る腸」はリーキーガットと呼ばれますが、同様に、漏れ出るようになった血管は「リーキーベッセル（血管）」、脳は「リーキーブレイン（脳）」と呼ばれます。リーキーベッセルからは動脈硬化など、リーキーブレインからは精神症状や疲労などが起こりやすくなります（脳の炎症については、のちほど改めてふれます）。

さらに、私たちの皮膚も、上皮細胞が結合した同じふるいのしくみを持っています。それも、腸の炎症から生じた物質によってゆるむことになります。この場合は、皮膚のバリア機能が壊れて、有害物質が皮膚に入りやすくなり、皮膚炎や新たなアレルギーなどを起こします。

腸の炎症が存在すれば、体のあちこちで、本来は通過させないはずの物質を通過させて、さまざまな不調を起こし続けることになるのです。

☞ 血管や脳、皮膚にもふるい構造がある
☞ 漏れ出るようになった血管は動脈硬化、脳は精神症状や疲労が起こりやすくなる

「シンプルな食事」が炎症のリスクを減らす

ここでは、何から手をつけたらいいのかわからないときの食事の対処法についてお話しします。

炎症を起こしやすい食品の筆頭は「超加工品」と「白砂糖」です。「超加工品」とは、ハム、ウインナー、練り製品などもとの素材がわからない加工食品です。加工食品は消化されにくい化学物質まみれの添加物を多く含むため、腸の炎症を引き起こします。

化学調味料や人工甘味料、農薬、化学肥料なども化学物質ですから、腸の炎症を招きます。また、遺伝子組み換え食品やトランス脂肪酸なども、消化されにくく炎症の原因になります。

砂糖、とくにミネラル成分などを除去した白砂糖は、たんぱく質と結びつくと糖化物質というものをつくり、炎症を引き起こすのです。血液中に糖が多くなる糖尿病では、糖化物質が多くつくられるため、全身の血管に炎症が起こり、動脈硬化が進みやすくなります。

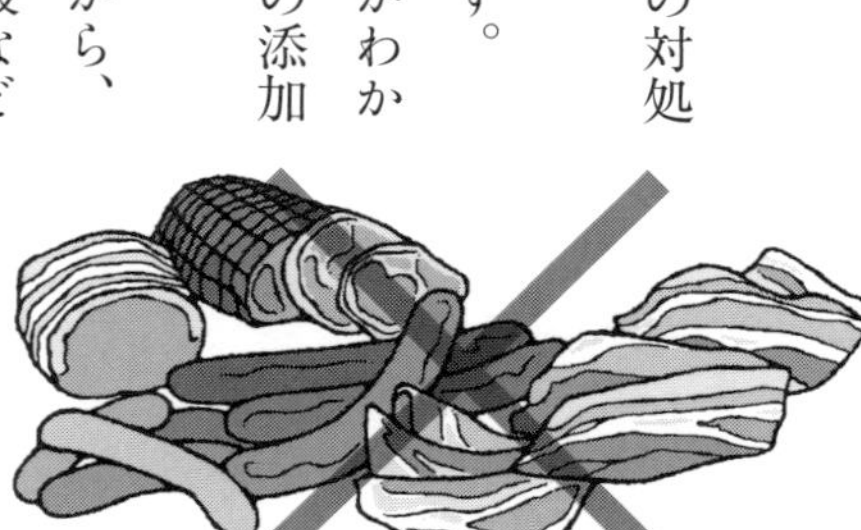

これらの物質は、体内で異常な物質として認知され、体内の免疫を司る細胞から攻撃を

受けるという点でも、炎症性物質をつくり出します。

前述のとおり、小麦や乳製品も、未消化になって炎症を引き起こしやすい食品です。このほか、酸化した油や食品も炎症を起こします。ですから、揚げ物も要注意です。

こういった食事指導をすると、よくいわれるのが、「食べられるものが何もない」です。普段気にせずに食べていたものばかりでしょうから、とまどってしまうのかもしれません。

しかし、少し見方を変えてみれば食べられるものはたくさんあります。

●あらゆる野菜や海藻
●質のいい肉や魚
●卵、豆類
●ご飯、いも、そば

これらは炎症を起こす心配が少ない食品です。いいものを手に入れるために少し値段はしますが、肉も魚も食べていいのです。ただし、野菜も一緒にとりましょう。また、凝った料理をする必要はありません。刺身、焼くだけ、簡単なみそ汁、野菜は洗って切るだけの調理法で十分です。

ご飯を炊いて、みそ汁をつくり、そのなかに豆腐や卵を入れてみる、そんな簡単な調理で慢性炎症をおさえることができます。

〈お勧めの例〉

主食

●ご飯、いも、そば

副菜

●適当に切った生野菜のサラダ（オリーブオイルなど生のオイルに塩や醤油などで簡単にドレッシング）、海藻類、納豆、漬物

主菜

●刺身、豆腐（凝った調理をしなくても可）、卵（生でもゆでても簡単で可）、焼き魚、蒸し肉

汁物

●みそ汁（卵、豆腐、わかめなど、簡単な具を加えましょう）

間食

●果物、焼いも、小魚、ナッツ、枝豆など

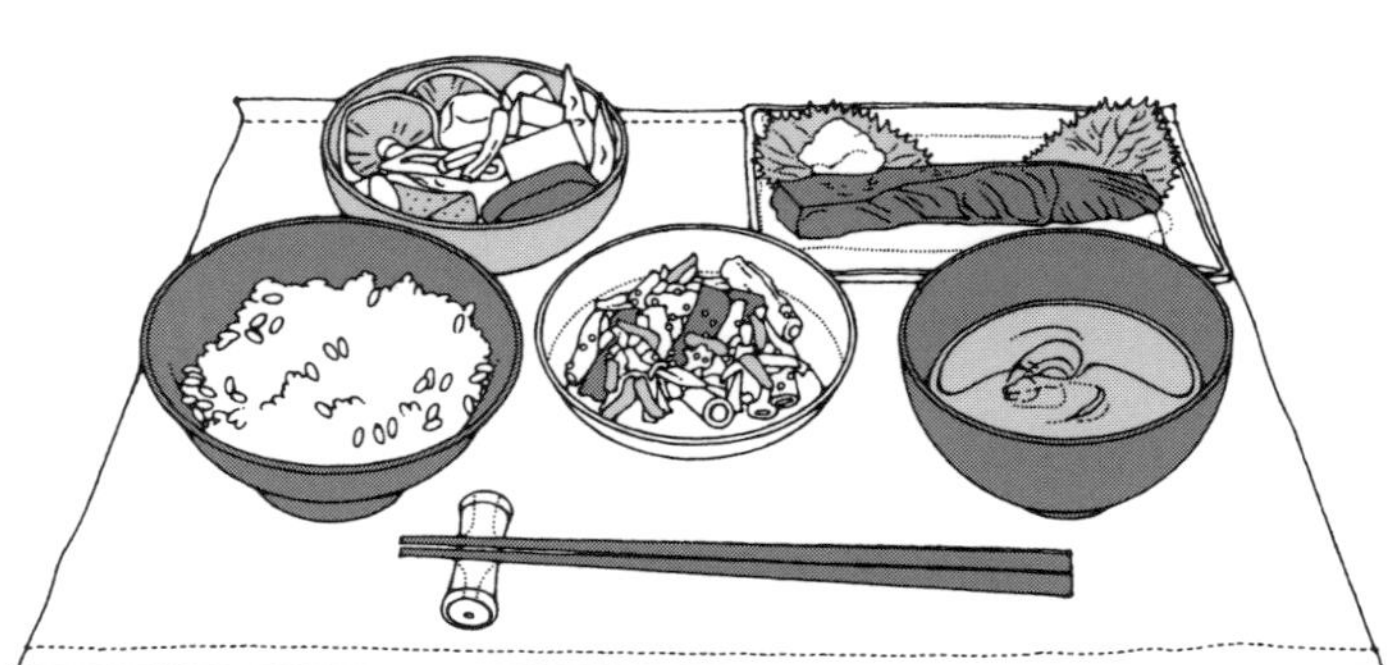

いかがでしょうか。意外と簡単ではありませんか。加工食品を避け、揚げ物を減らしてみるだけでも十分効果があります。

市販の総菜を買うときには、シンプルに塩コショウだけで味付けしたものを選んでみましょう。外食するときには、チェーン店を避けて、手作りの個人店を選び、刺身、焼き魚定食、豚の生姜焼き定食などシンプルな味付けの定食がお勧めです。素材にこだわった店なら、なおよしです。

体調が悪いときは、コンビニに行くのが精いっぱいの場合もあるでしょう。その場合は、そのなかでも腸の炎症を起こしにくいものを選びましょう。

コツは、できるだけ原材料だけのシンプルな食品を選ぶことです。裏の成分表示を見て、添加物が少ないものを選んでください。例えばウインナーよりはサラダチキンのほうがいいですし、レトルト箱に入った食品よりはおでんのほうがお勧めです。おでんのなかでも、大根、こんにゃく、卵、タコなどがよいでしょう。ゆで卵やパックご飯もいいかもしれません。

なお、コンビニ食に多い揚げ物は避けましょう。ただ最近はコンビニでも冷凍食品やお惣菜が増え、冷凍技術や健康志向の向上で少しずついいものも増えてきている印象です。

■病態に応じた抗炎症食

アレルゲンを除去する
（腸内細菌叢の多様性を保つため
バリエーション豊富にするように注意が必要）

血糖を安定以下にし、
高インスリン血症をさける

オメガ6脂肪酸を減らし、
3や9をなるべく増やす、
加熱しすぎないようにする

免疫異常活性を起こすものを減らす
AGEs・カビ毒・加工塩・農薬・アルコール過剰摂取

ただ基本的には、慢性炎症対策の食事をしているときに、外食やコンビニ食はお勧めできません。

しかし、スーパーまで買い物にも行けない、台所に立てない慢性疾患の方もいますので、やむをえない場合、このように工夫することで、害は最小限にできます。

できる範囲でかまいませんから、「原材料がわかるもの」「添加物が最小限のもの」「遺伝子組み換えではないもの」を、さらに、もし産地などにこだわっていることがわかる表示があれば、そういうものを選びましょう。ちょっとしたことですが、それだけでもずいぶん違います。

昔からあるようなシンプルな食事を目指すことが慢性炎症の改善につながります。

いまの食生活には、白砂糖、超加工品、小麦、乳製品があふれています。無意識にとっている農薬や添加物、また健康のために服用している薬が、炎症を引き起こしてあなたの体調を悪くしているかもしれないことに、ぜひ気づいてください。

ただし、このような食生活の指導をすると、一つひとつを「あれはどうだろう。これはどうだろう」と異常に気にして、食べるものをどうしたらよいのかわからなくなってしまう人がいます。

そのような人は、第3章で挙げる「ストレス」が大きく影響している可能性が高いので、食事に制限をつけることは向いていません。過食や異常な偏食、加工品ばかりの極端な食生活でなければ、食事法の実施はやめたほうがいいでしょう。まずはストレス対策を行うことにして、気にせずなんでも美味しく食べてください。

☞ちょっと工夫すれば炎症の害を最小限にできる
☞ストレスが強い人には食事制限は向いていない

プレバイオティクスなどのサプリや漢方の利用

また食事を見直したあとにはプレバイオティクス（食物繊維やオリゴ糖など）、プロバイオティクス（乳酸菌や酪酸菌など）、シンバイオティクス（両者の組み合わせ）、ポストバイオティクス（酪酸などの腸内細菌叢の合成成分）などで、リーキーガットや炎症を起こした腸の回復を促してもいいかもしれません。また、漢方やハーブなども補助となることがあります。

ハーブや漢方は、腸内細菌叢の作用によって腸内でその効果を引き出します。例えば、漢方の甘草（カンゾウ）は免疫調節、人参は疲労回復、柴胡（サイコ）は抗炎症作用がありますが、柴胡はジェニポシド（ゲニポシド）という成分を分解する酵素を持っていて、腸内に善玉菌が多いとそれらを特に分解してジェニピンをつくり、これが炎症をおさえます。大建中湯は腸へ届くと腸内細菌を集め、プロピオン酸を放出します。すると腸管の粘膜固有層に3型自然リンパ球という自然免疫（侵入してきた抗原を取り込む非特異的な免疫）に関わる細胞が増え、粘膜バリア機能を強化します。

食事・生活上の注意は、次に挙げる「上咽頭・口腔の炎症」「皮膚の炎症」など全身の炎症に関わりますが、特に腸の炎症との関連が深いのでここに挙げました。体のどの部位の炎症でも、こうした注意を心がけるとよいでしょう。

食事を見直したあとはサプリや漢方なども補助になる
食事・生活上の注意は全身の炎症に関わる

2.【上咽頭・口腔の慢性炎症】

注目されている「のどの慢性炎症」

次に、のどや口の慢性炎症についてです。特に、最近注目されているのが「慢性上咽頭炎」というものです。

上咽頭とは、名前のとおり、のどの上部、鼻の奥に当たる部分です（Ｐ69参照）。のどは、上から「上咽頭」「中咽頭」「下咽頭」に分かれますが、このうち、中咽頭と下咽頭の表面は、口のなかと同じ丈夫な扁平上皮という組織です。

しかし、上咽頭だけは、表面が絨毛上皮細胞というものでできています。

この細胞からは粘液が分泌されており、その粘液と絨毛の運動によって、外から入ってきた細菌やウイルスなどの病原体、ホコリなどの異物は、上咽頭から中咽頭に押し流されます。その後、痰として排出されるしくみになっています。

上咽頭はリンパ球の豊富な場所でもあり、その働きによっても病原体を排除する役割を担っています。

腸が、食品とともに入ってくる異物を排除する関門なのに対し、上咽頭は、空気とともに入ってくる異物を排除する関門といえます。

この上咽頭に、なんらかの原因で慢性的に炎症を起こすのが「慢性上咽頭炎」です。

慢性上咽頭炎が起こると、次のような症状が起こりやすくなります。

●のどの違和感、痛み
●後鼻漏（鼻水がのどのほうへ流れ落ちる症状）、咳ぜんそく（咳が長く続く気管支の病気）、長く続く痰
●歯の知覚過敏、多歯痛、舌痛、顎関節痛
●首肩こり、耳鳴り、頭痛など

こうした局部的な症状のほかに、全身的な症状も見

■上咽頭の位置

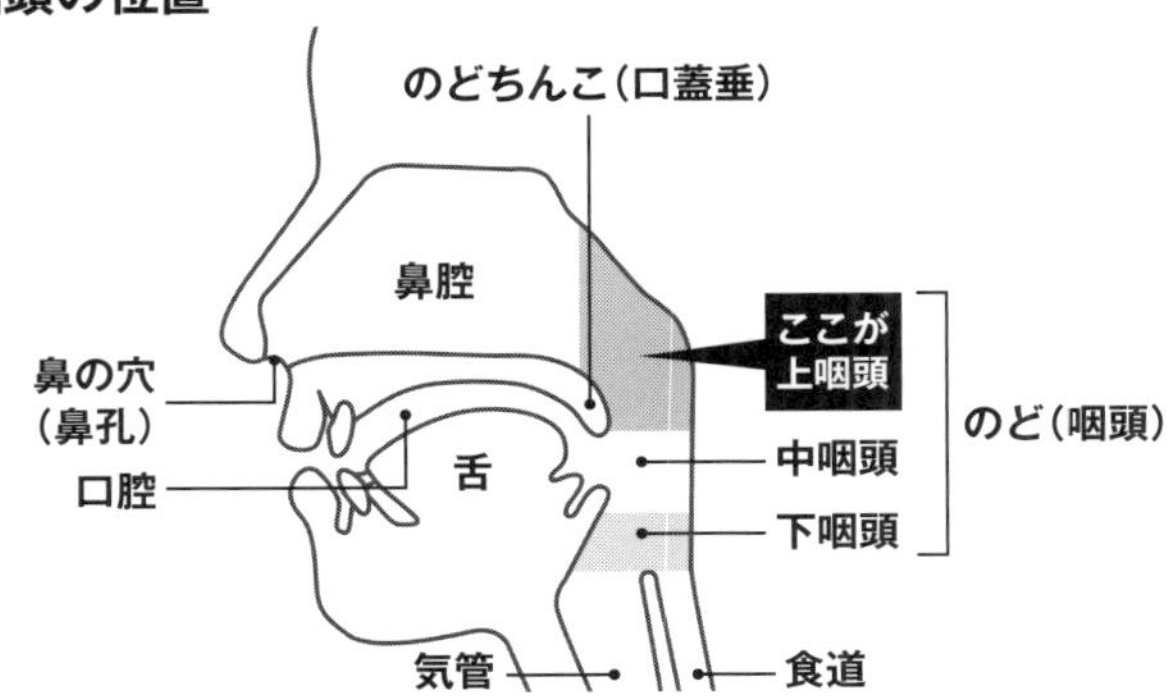

られます。

これは、上咽頭の炎症が全身に影響するうえに、上咽頭には迷走神経が走っており、自律神経（意志とは無関係に体の機能を調節している神経）と密接な関係があることによります。この意味で起こりやすいのは、次のような症状です。

●全身倦怠感、めまい、不眠
●起立性調節障害（起立時の立ちくらみ、朝起きられない、失神発作など）
●記憶力、集中力低下
●過敏性腸症候群、機能性胃腸症
●むずむず脚症候群（脚などに不快・苦痛な感覚が起こる症候群）
●慢性疲労症候群、線維筋痛症（全身に強い痛みが起こる原因不明の病気）など

また、上咽頭は、免疫機能とも関係している場所です。そのため、慢性上咽頭炎が深く関連する免疫関連の病気として、次のようなものがあると報告されています。

- ●ＩｇＡ腎症（腎臓にＩｇＡという物質がたまって炎症を起こす病気）
- ●ネフローゼ症候群（多くの尿たんぱくが出てむくみなどが起こる症候群）
- ●掌蹠膿疱症（手のひらなどに膿をもった小さな水ぶくれがくり返しできる病気）
- ●乾癬（皮膚に赤い発疹ができ、角化してはがれ落ちる病気）
- ●関節リウマチなどの自己免疫疾患
- ●関節炎、慢性湿疹、アトピー性皮膚炎など

☞上咽頭は空気とともに入ってくる異物の関門
☞自律神経や免疫と密接な関係があり、全身の症状を起こす

口呼吸をやめて鼻呼吸にすると効果的

慢性上咽頭炎を改善するために、すぐにでもできる方法として「口呼吸をやめる」ということがあります。

■「あいうべ体操のやり方」と「口テープのやり方」

あいうべ体操のやり方

❶

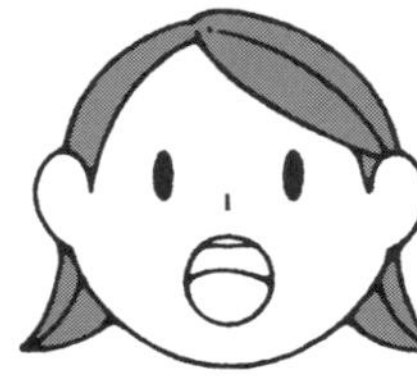

「あー」と口を
大きく開く。

❷

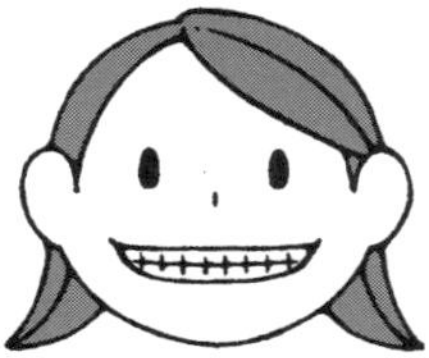

「いー」と口を大きく
横に広げる。

❸

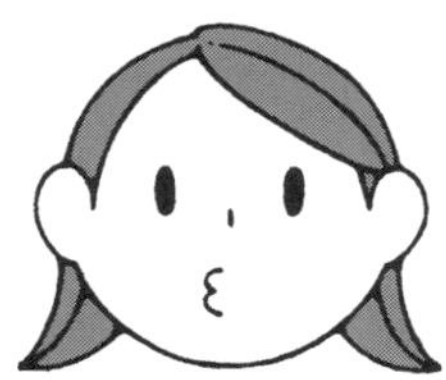

「うー」と口を
強く前に突き出す。

❹

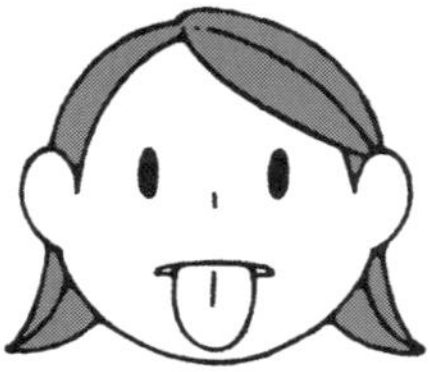

「べー」と舌を突き出して
下に伸ばす。

口テープのやり方

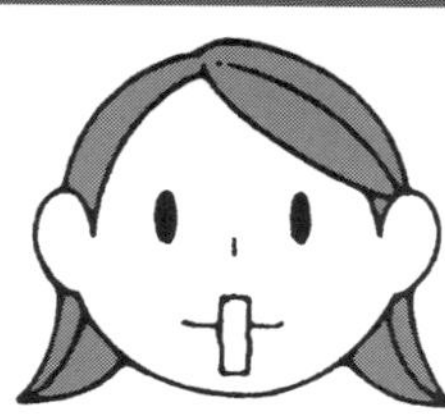

❶医療用のテープ（サージカルテープや絆創膏など）を5cm程度に切る
❷口の中央に、縦に貼って寝る

本来、口は食べたり、話したりする器官であり、呼吸は鼻でするのが正常な状態です。鼻の奥は、入り組んだ洞穴のようになっていて、そこで空気を適度に温め、湿らせるとともに、粘液や絨毛で異物を排除できるようになっています。

鼻で呼吸をすると、空気を加湿しながら浄化でき、のどや体に負担をかけずに病原体などが排除できるようになっているのです。

ところが、口で呼吸をすると、冷たい空気や乾いた空気がのどを直撃するうえ、病原体などものどに直接入るので、リンパ球の働きも追いつかなくなり、上咽頭炎が起こりやすくなります。口のなかも乾燥するため、雑菌が繁殖しやすくなり、このあとに述べる歯肉炎や虫歯なども起こりやすくなるのです。

意識して口を閉じるようにしましょう。よく話す人、歌う人、スポーツする人は口で呼吸しやすくなるので、特に意識することが大切です。また、子どもも口が開きやすく、口呼吸になりがちです。注意を促し、鼻で呼吸をさせましょう。

夜間は、口の中央に紙絆創膏などをタテに1本貼り、開かないようにする「口テープ」をして寝ると、睡眠中の口呼吸を防ぐのに役立ちます（P72参照）。

「あいうべ体操」（口を大きく動かして「あ・い・う・べ」と発音する体操：P72参照）

などで口周辺の筋肉を鍛えて、口を閉じやすくすることを口呼吸対策として広めている先生もいらっしゃいます。

鼻・のどを洗う「鼻うがい」や、消毒効果のある点鼻なども、上気道の炎症を防いだり、改善したりするとともに、鼻呼吸を促すのに役立ちます。

さらに、医療機関で受けられる慢性上咽頭炎の治療法として、「EAT（イート：上咽頭擦過療法）」というものがあります。

これは、以前は「Bスポット療法」とも呼ばれていたもので、0.5％の塩化亜鉛溶液を染み込ませた綿棒を、鼻とのどから直接、上咽頭に擦りつける治療法です。この溶液を擦りつけることにより、患部をはがしてうっ血をとり、炎症を治療します。

慢性上咽頭炎がある人に行うと、出血と痛みが生じますが、出血が治まるまで行うことにより、慢性上咽頭炎の治療に高い効果が得られます。EATは、広く行われている一般的な治療法ではありませんが、現在、全国の約200の医療機関で行われています。

舌や咽頭の体操や刺激は迷走神経を刺激して、炎症を抑えてくれる効果もあります（詳細は後述）。

以上のほか、鼻炎などではアレルギーのもととなるケア（ホコリやカビ対策、気づいていない食物による鼻炎、花粉対策などでアレルギーを減らす）を行いましょう。また、これら鼻炎やアデノイド（鼻腔の奥にあるリンパ組織のかたまり）肥大のほか、脳のトラブルなどによる低酸素状態によっても炎症が引き起こされます。

「睡眠時無呼吸症候群（睡眠中、一時的に呼吸が止まり、イビキとともに回復することをくり返すもの）」や、それを招くアルコール飲料、動脈硬化や過緊張による浅い呼吸なども、炎症を発生・悪化させることを知っておいてください。しっかりと深呼吸を意識して行いましょう。無呼吸症候群のある人で、体重のコントロールや鼻炎、上咽頭炎のケアでも改善しないときには、医療機関に行ってきちんと対処してもらうことをお勧めします（ＣＰＡＰ〈シーパップ＝持続陽圧呼吸法。寝ている間につける装置で、圧力をかけた空気をホースやマスクで鼻から気管へ送ること〉やマウスピースなどで改善することがあります。アデノイドなどは手術をしないといけない場合もあります）。

☞慢性上咽頭炎の改善には「口呼吸をやめる」のが大事

☞「口テープ」や「あいうべ体操」が口呼吸対策に役立つ

徹底的な生活改善で軽い歯周病や虫歯は自分で治せる

のどの炎症と深く関係するのが口腔（こうくう）内の炎症です。この二つは、場所が近いこともあってお互いに悪化を招きやすいので、両方ある人は、できるだけ同時に改善していきましょう。

口腔内の炎症としては、虫歯に伴う炎症や、歯肉炎、歯周炎（この二つを合わせて歯周病といいます）などがあります。これらの炎症が、動脈硬化や心臓病、肺炎、糖尿病などの悪化要因になっているという医学的な研究や報告は多数あります。

虫歯や歯周病を防ぐ基本は、よく知られているとおり、適切なブラッシングなどで口腔内を手入れすることです。必要に応じて歯間ブラシなどを使いましょう。定期的に歯科に行き、メンテナンスとともに指導を受けることも大事です。

虫歯になってしまったら、歯科で治療を受けるのが基本ですが、実は徹底的な生活改善をすれば、自分で虫歯を治すことも可能です。

歯の表面はエナメル質でできており、その内側には象牙質（ぞうげしつ）と呼ばれる部分があります。これらでできている歯は、根元の神経が通っている部分以外、昔は「石灰化した石のような塊」にすぎないと思われていました。

ところが、近年、歯の象牙質には液体の輸送システムがあることがわかってきました。その液体は、普段は歯の内側から外側にしみ出しています。こうして、必要な成分が歯のすみずみにまで送られ、絶えず内側から修復もされているのです。

しかし、甘いものばかり食べて口のなかのpH（ピーエイチ）（酸・アルカリ度を示す数値）が酸性に傾いたり、ストレスが強くなったりすると、液体が逆流するようになります。すると、虫歯菌が歯の内部に侵入して虫歯ができていきます。もちろん、従来考えられてきたとおり、外側からの要因でも虫歯は起こりますが、実は内側から起こる虫歯もあることがわかってきたのです。

そのため、軽い虫歯であれば、砂糖類を徹底的にやめ、ビタミン・ミネラルをしっかりとるアルカリ性食品を多くした食生活と、適度な運動をし、ストレスを避ける生活により、虫歯は内側から治しうることも実証されています（すでに表面が軽い虫歯になっている場合は、レーザーで焼いてふたをする処置が必要）。

つまり、従来の考え方のように、単に「甘いものを食べると虫歯菌が増えて虫歯になる」ということだけでなく、体の内側から虫歯になったり、虫歯が治ったりすることもあるわけです。この方法を指導する歯科医はまだ少なく、実際に行うのは難しい場合もあるでしょうが、「虫歯をつくっているのは自分自身の生活習慣」ということを、よく知っておいてください。

虫歯を予防するには次のことが効果があります。また、これらは歯周病予防にも役に立ちます。

- 甘いものを控える
- 口のなかをアルカリ性に保つ
- 生の野菜や果物をよく噛んでとる
- 唾液（だえき）を促す作用がある梅干しやレモンなどの柑橘類をとる

このほか、先ほど上咽頭炎の項で述べた口呼吸の改善や、噛み合わせの改善なども、虫歯・歯周病を防ぐには重要です。

☞ 内側から起こる虫歯がある。内側から虫歯を治せることも実証されている
☞ 生の野菜や果物をよく噛んでとり、梅干しやレモンなどを摂取することも効果的

3.【皮膚の慢性炎症】

肌のバリア機能を落とさない補うケアを

腸、上咽頭・口と並んで、慢性炎症の「火元」になりやすいのが皮膚です。具体的な皮膚の慢性炎症としては、長く続く湿疹やアトピー性皮膚炎などがあります。

皮膚は体の表面を覆い、細菌などの病原体や有害物質を体に入れないようにするバリア機能を果たしています。また、光や温度、痛みなどを感受する組織でもあり、それらの情報による危険から守ってくれる役割もあるのです。さらに、皮膚には、ランゲルハンス細胞と呼ばれる、免疫の役目を担う重要な細胞もあります。

また、皮膚は体の排泄器官のひとつでもあるので、腸の炎症や上咽頭・口の炎症などがあると、皮膚の炎症も起こりやすくなります。

炎症が起こると、皮膚のバリア機能が低下し、異物が入りやすくなるので、ますます炎症が続くとともに、体のほかの部分の炎症も悪化させてしまうという悪循環が起こります。

皮膚は表面の問題だけではなく、このように内側の問題もよく反映します。どこの皮膚に症状があるかで、どの内臓、どの経絡（東洋医学でいう気の通り道）にトラブルがあるかがわかるので、場所の観察も大事です。

皮膚の炎症を予防・改善する食事・生活上の対策は、腸の炎症の項で述べたことと同じです。それらに加えて、皮膚に対する局所的なケアも心がけましょう。

皮膚の表面には、皮膚を守る皮脂膜と呼ばれる層があります。皮脂膜は、皮脂腺から出る脂と、汗腺から出る汗が混じってできる膜で、角質層の水分の蒸発を防ぎます。

★皮膚を有害物質の侵入から守る方法★

●ボディソープやシャンプーはなるべく界面活性剤を含まないものを使い、手でやさしく泡立てて使う。場合によってはぬるま湯で丁寧に洗うだけでもＯＫ

●熱いお湯は皮脂を落ちやすくしてしまうのでＮＧ

●ナイロン製やあかすりタオルなどでの強いこすり洗いは、皮脂だけでなく肌も傷つけるので使用しない

●すでに湿疹や皮膚炎がある人は、皮膚から異物が入りやすい状態なので、よりいっそう刺激の少ないもので、やさしく洗う
●湿疹や皮膚炎のある人は、肌が乾燥しやすく、バリアが壊れているため身体が冷えやすいので、お風呂上りや洗顔後は自分に合ったオイル系のものや常在菌を保護するタイプの製剤などでバリア機能を補う
●肌につける下着や女性の生理用品など、化学製品を含むものは経皮毒として肌から体に入るので、なるべくオーガニックのものを選ぶ。オーガニックに変えただけで不調がなくなることも少なくない

そのほか、化粧品や整髪剤なども、できるだけ有害な成分が入っていないものを選ぶことです。また、手の洗いすぎも慢性炎症のもとになるので、気をつけましょう。

☞肌を洗うには強い界面活性剤の入っていないボディソープやせっけんを使う
☞下着や生理用品にも注意するとよい

炎症と深く関わるホルモンのことを知っておこう

ここで、炎症と深く関わる「副腎皮質ホルモン」についてお話ししておきましょう。

副腎皮質ホルモンは、体内にある副腎（腎臓の上にある小さな器官）の皮質部分から出ているホルモンです。炎症をおさえる強い働き、ひいてはかゆみや痛みを止めたり、発熱をおさえたりする作用を持っています。そのほか、糖や脂質の代謝、免疫にも関わり、生命維持の要でもあります。

人工的に作った薬としての副腎皮質ホルモンは、一般に「ステロイド」と呼ばれ、飲み薬や塗り薬として、抗炎症薬、かゆみ止め、痛み止め、熱冷ましなどに使われています。

幼い頃からアトピー性皮膚炎やアレルギー性鼻炎、ぜんそくなどがあり、常に体内に炎症を持っていた人は、それらをおさえ続けるため、体内の副腎皮質ホルモンが常に必要とされ、そのうち必要量が十分に出にくくなってきます。

また、それらの治療のためにステロイドを常用していると、副腎皮質が機能不全に陥ります。ステロイドを外から入れることで、「副腎皮質が働く必要が低下した」と体に認識されるからです。

いずれの場合も、必要量に対して、体内でつくられる副腎皮質ホルモンが足りなくなる結果、強い疲労倦怠感などを招く「副腎疲労症候群」が起こりやすくなります。

副腎疲労症候群は、一般にはストレスなどで副腎が疲弊して起こるものとされていますが、なんらかの理由で副腎皮質ホルモンを多く使ってきた人にも起こりやすいのです。

対策としては、ここまでに述べてきたような方法で、体の炎症を少なくしていくことです。

炎症をおさえるためにステロイドを使うことは逆効果になるので、激烈な症状をおさえる目的や、命に関わる場合など、必要性が高いときはしっかりと使用し、できるだけ短期間の使用におさえます。根本原因を見直し、上手に離脱できるようにし、長期的には使わないようにしましょう。

ステロイドを使うと、一見、速やかに炎症が治まりますが、そのメカニズムは、免疫力を低下させることによって炎症をおさえるというものです。ですから、長い目で見ると、感染症を起こしたり、炎症を長引かせたりして、かえって炎症を悪化させる方向に働きます。

ステロイドは、一時避難には使えますが、長く使うと逆効果であることを知っておき、漫然と使い続けないようにしましょう。これは、飲み薬でも塗り薬でも同じです。ただし、単に使わない、やめるというのは問題です。しっかりと原因を見直し、改善するまでは、必要なときにはしっかりと使い、徐々に減量を行いましょう。

また、ホルモン同士はネットワークで相関するので、甲状腺（こうじょうせん）や性ホルモンにトラブルがあると、炎症につながります。例えば、更年期や月経前には、食生活を何も変えていないのに、「歯がうずく」「おなかのカビが増える」「関節痛が出てくる」「気が滅入る」などの症状が起こることがあります。これらも、ホルモン同士のネットワークから起こる不調です。

ひとつのホルモンの不調が、ホルモン系全体を乱し、一見、関係なさそうな症状を起こすこともあるのです。必要以上のホルモン薬などは使わないようにし、できるだけホルモン系を乱さないように心がけましょう。

- ステロイドを長期間常用すると副腎皮質の機能が低下する
- ひとつのホルモンの不調がホルモン系全体を乱す

4.【筋骨格系の炎症】

筋力低下や骨格のゆがみが及ぼす影響

年齢を重ねると脂肪よりも筋肉が落ちていきます。単純に運動をしなくなったからだけではなく、加齢とともに起こる炎症が大きければ大きいほど筋肉が落ちていくのです。この加齢により筋力が落ちて問題となることをサルコペニアといいます。

また、筋肉の減少だけでなく、内臓や精神的な機能低下など、心身機能が脆弱（ぜいじゃく）になることをフレイルといいます。これらは、多くの炎症性疾患と共通のしくみが関係しています。

冒頭にも書きましたが、骨粗しょう症は運動不足によって重力負荷が減る以外に、慢性炎症によっても引き起こされます。このように筋肉が落ち、バランス力がなくなり、転倒し、容易に骨折をする状態になると寝たきりになり、運動ができずさらに筋肉が落ちます。そのため脳への刺激も減り認知機能の低下や、感染症のリスクにつながったりするのです。

また、筋肉にはマイオカインという筋肉を大きくしてくれたり、血糖を安定させたり、炎症をおさえてくれたり、骨を丈夫にしてくれたりする物質が出ます。ただ、加齢とともに、筋肉の質が落ちると、かえって線維化（硬くなる）を進めるマイオカインが出てしまうこともあります。よい筋肉の状態をキープするように適度な運動が必要です。

一方、年齢からだけでなく、激しいスポーツをすると身体の炎症を引き起こすことがわかっています。

プロのスポーツ選手は競技後にすぐにクーリングしたり、氷風呂に入ったりしますが、これらは炎症をおさえるためのものです。ケアをせずにトレーニングをし続けると慢性炎症となり、貧血やリーキーガットの原因となってしまいます。

また、古傷や身体のゆがみ、無理な姿勢によってある部位に負荷がかかりすぎていたり、激しい運動によって低酸素の状態が続けば、その部位から内因性（自分の体が発生させる）炎症性物質が作られ全身の炎症となりえます。そのため外反母趾や内反小趾、扁平足などの足の変形や側彎症、ストレートネック、噛み合わせの不良などによる体や骨盤のゆがみ、変形性関節炎などは局所の炎症や痛みに加えて、全身の炎症へとつながっていくことになります。

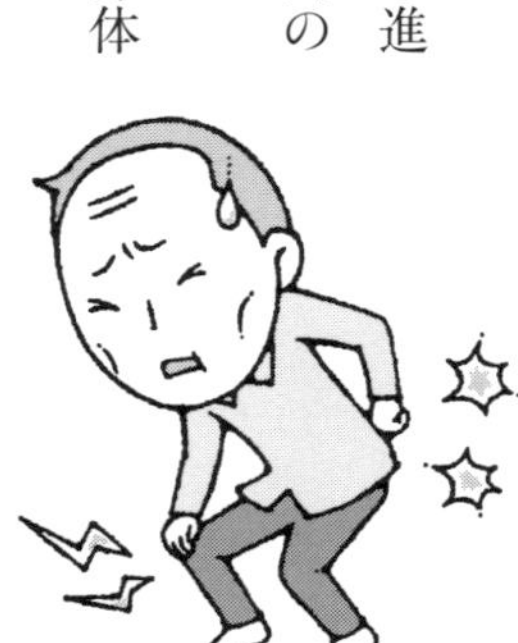

☞筋肉には加齢による低下以外にも、筋肉にある抗炎症物質の減少によっても慢性炎症を起こす
☞激しい運動により、低酸素の状態が続くと内因性の炎症物質がつくられる

マッサージや鍼灸の効果

首や背骨の周囲には自律神経が存在します。そのため体幹部の筋力が低下したり、側彎症や無理な姿勢を強いられていたりすると自律神経のトラブルを引き起こし、免疫の異常や支配している内臓へのトラブルを引き起こす原因となり、炎症を蔓延化させてしまいます。

運動のしすぎは炎症の原因となりますが、運動不足や座りっぱなしの生活も炎症を引き起こすことが多く報告されています。このように筋骨格と炎症も大きく関連しているのです。よって、適度な運動をし、仕事で座ることの多い人や家で動かない人は、意識して立ったり歩いたりするように心がけましょう。

古傷やゆがみなどには血流を促すマッサージや酸素カプセルが有効です。

足の変形や扁平足の人はインソールを工夫したり、靴を正しく履くことも効果的でしょう。よく痛みやゆがみを修正したりするときに行う鍼治療ですが、これらには炎症をおさえる効果もあることがわかってきました。前述したような体内で炎症を起こしやすくする、開いている状態のゲートは、神経回路に刺激を与えることで閉じさせることも可能なため、この「ゲートウェイ反射」（P47参照）を利用して応用することができます。

それが、鍼や微弱な電気刺激を用いて慢性炎症を防ぐ方法です。鍼などは全身の神経を伝わり、迷走神経核（迷走神経の接続部・要所）へ届き、下降して各臓器へ刺激が伝わります。

身体全体にある副交感神経の7～8割が迷走神経だといわれていますが、この迷走神経は炎症を抑制することが報告されています。迷走神経への刺激は副腎へ伝わり、ドーパミンが血管を介して全身へ伝わっていきます。

ドーパミンは脳では意欲や幸福を感じさせますが、免疫細胞に結合すると炎症物質の放出をストップさせ、過剰な炎症を止めます。例えば、耳介を電気的に刺激する機器などで迷走神経を刺激する（経皮的耳介迷走刺激）ことによって、脾臓から神経伝達物質を放出することもわかっています。

このように、神経刺激で働きを調節することをニューロモジュレーションといいます。

また足三里のツボを刺激すると炎症が抑制され、組織修復されることがわかりました。
さらに、うつ病（脳の炎症の表現型のひとつ）にも鍼灸治療の効果が認められたとの報告があります。

そのほか、鍼灸によって痛みを感じる脳のシステムを変えられること（慢性痛は脳に異変を起こすことによって過剰な痛みを感じます。4週間の鍼刺激で脳のＰＡＧという痛みを抑制する中枢が変化し、脳の痛み調節機能を改善するという報告があります）も判明しています。こうした研究は世界各地で行われています。

迷走神経を刺激して炎症を抑制する方法はこれら以外にも報告され、近年その数はどんどん増えています。これらについては後述します。

☞運動不足、座りっぱなしの生活なども「慢性炎症」の原因となる
☞鍼灸や漢方などを上手に使い、自らの心と身体のつながりに関心を持つ

5.【脳の炎症】

各部の炎症がひどくなると脳に波及する

ここまで、炎症を起こしやすい部位について述べてきましたが、これらの炎症が長引いたり、ひどくなったりすると、脳に炎症が波及します。

炎症が腸・のど・皮膚に留まっている分には、早めに各部分の炎症を改善すれば、比較的早期に治癒します。しかし、脳にまで炎症が及ぶと、改善には年単位の時間が必要になります。また、体の各部の炎症は、多くは患者さんが自分の努力で改善できますが、脳の炎症は簡単な生活改善だけでは対処できないので、専門家の介入を要します。

体の各部の炎症が疑われたら、ぜひ早めに対策を講じましょう。

脳にまで及んでいるかどうかの指標は、原因がよくわからず、不調がいつ来るかわからない、もしくは常に不調があり続けることです。寝たきりになることもあります。

例えば、「雨の日や、甘いもの、小麦製品を食べたときはしばらく体調が悪いが、いい日はある」や、「ストレスがかかった日や、肉体労働をした日だけ悪い」などは、炎症が

■脳への炎症の程度

軽度	中程度	重度
●ブレインフォグ	●抑うつ、不安	●せん妄、錯乱
●頭の回転が遅い	●集中できない	●いまの状態が把握できない
●集中力継続や難しいことに直面できない	●慢性疲労	●認知障害、人格が変わる
●化学物質や香りなどに接したあと、頭がボーっとしたり、頭痛がする	●やる気が起きない	●行動が変わる
●ある食べ物に反応し、脳疲労する	●常に眠い	●てんかん
	●寝ても寝ても寝足りない（8時間以上寝ても）	●話すことが困難
	●食欲がない	●自分でコントロールできない震え（手や頭など）
	●活動的に動けない	
	●覚えることができない	

局所で留まっていることが多いといえます。一方、決まった規則性がなく、突然不調が起こり、いつまでも改善しないときは、炎症が脳まで及んでいると考えられます。

また、ＥＡＴ（上咽頭擦過療法：Ｐ74参照）やある食物の除去をするだけで、速やかに症状が改善する場合は、脳まで影響が大きく及んでいなかったと判断できるでしょう。

そのためにも、ここで、体の各部の炎症と脳の炎症がどう関係するのか、脳の炎症がどんな弊害をもたらすのかについて、お話ししておきたいと思います。

- 脳にまで炎症が波及すると、改善には年単位での時間が必要になる
- その指標は、不調がいつ来るかわからない、あるいは常に不調があり続ける

リーキーブレイン以外でも脳の炎症が起こる

リーキーブレインは脳の炎症の大きな原因ですが、最近、それ以外にも脳の炎症が起こるいくつかのメカニズムがわかってきています。

従来は脳にないと思われていたリンパ管が、実は脳にも存在し、そこから老廃物を排泄したり、免疫細胞が行き来したりしていることがわかってきました。（P94参照）そのため、たとえ血液脳関門が壊れていなくても、炎症性の物質がリンパ管を通じて脳に入るのです。

また、脳の脳室という部分には、毛細血管の塊のような器官があり、そこも体内の炎症物質が入る入り口になります。ここは、自律神経の総司令部である視床下部という器官にも近いため、自律神経とも深く関わっています。

自律神経には、交感神経と副交感神経があります（P95参照）が、副交感神経の多くの部分は迷走神経というものに属します。迷走神経は、いくつか種類があります。前述したように迷走神経への刺激は炎症を抑制します。また、迷走神経は、脳と体の橋渡し役をしているような神経で、脳からの指令を内臓に伝える一方、内臓や多くの器官からの信号を脳に送ります。

そのため、腸内の環境が悪化すると、その情報がこの経路からも脳に送られます。神経を通じた信号としても、炎症を引き起こす情報が脳に伝わるのです。

■リンパ組織の認識と脳室

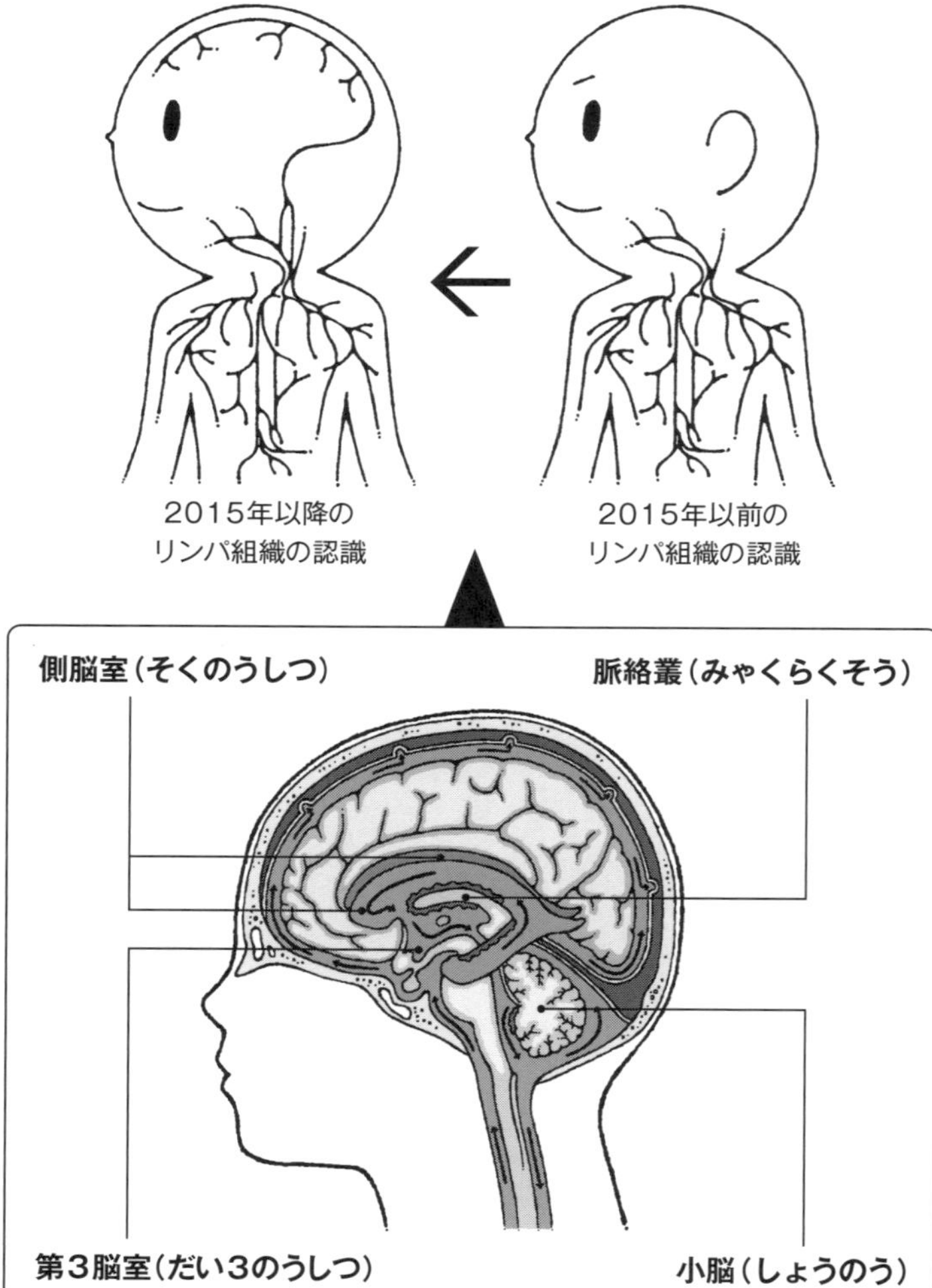

■交感神経と副交感神経の働き

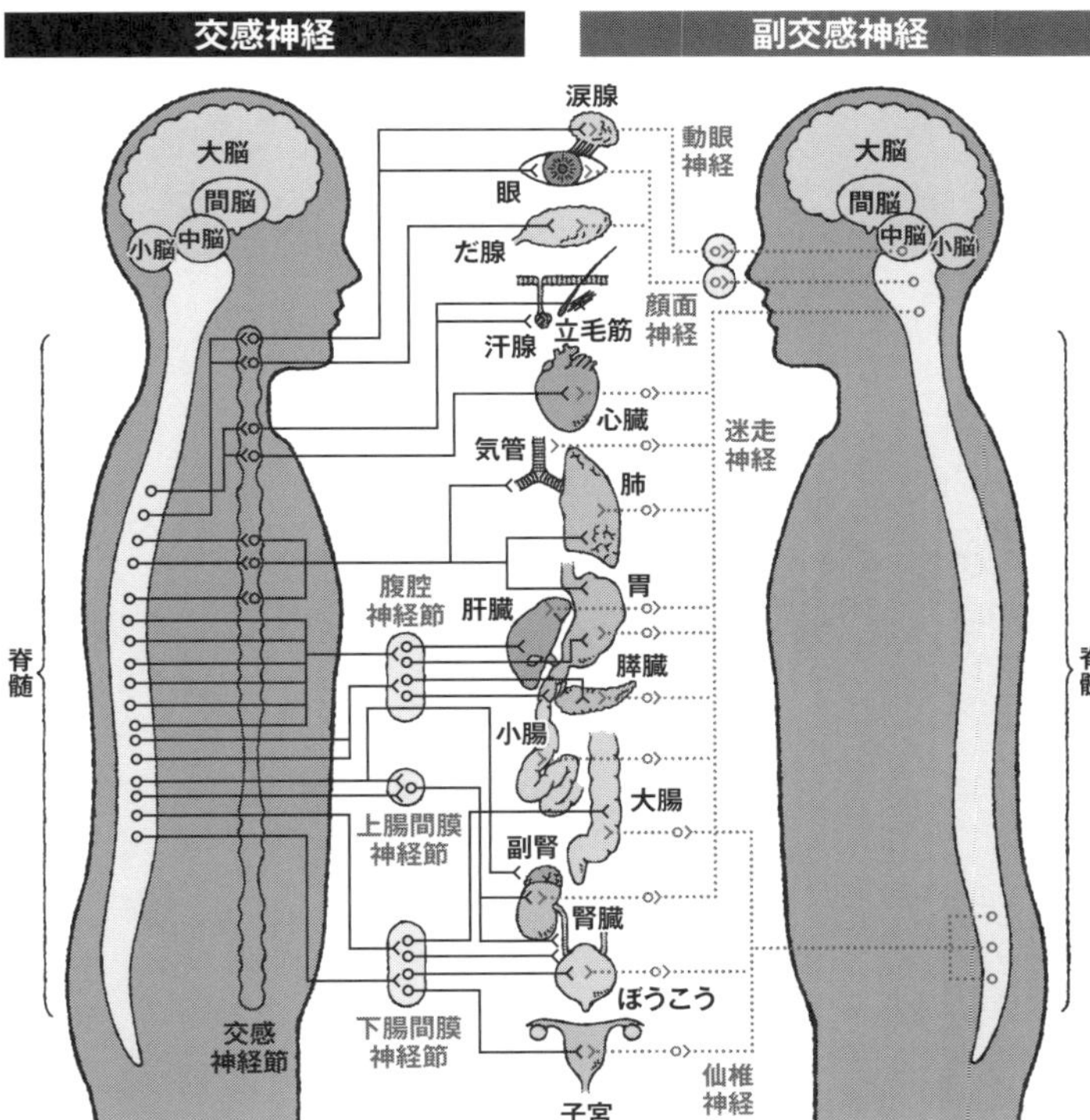

こうした多くのメカニズムがわかってきて、腸など末梢の炎症が、脳に多くの症状を起こす可能性が示されています。

例えば、インフルエンザで脳症を起こしたり、幻覚を見たりする例があることはよく知られています。これは、感染症から起こる神経の炎症による異常ですが、そうした激しい炎症だけでなく、慢性炎症も神経に影響して、異常な行動や幻覚、さらに「やる気がでない」「食欲がでない」といった神経症状を起こすことがわかってきたのです。

もともとアルツハイマー病や多発性硬化症（脳・脊髄・視神経のあちこちに病巣ができ、痛みや感覚異常を起こす病気）やＡＬＳ（筋萎縮性側索硬化症＝筋肉を動かす神経の障害によってしだいに筋肉が動かなくなる病気）、各種の精神症状などは、カゼや肺炎のときに悪化しやすいことが知られてきました。

そのメカニズムはよくわかっていませんでしたが、最近、ここに挙げたような体の炎症と脳の関係によるものではないか、といわれはじめています。

体のどこかに慢性炎症があるということは、こうした脳の症状・病気のリスク増加にもつながります。また、逆に脳の炎症が体の病気を招くケースもあります。脳と体が「双方向」であることを知っておきましょう。

特に、年齢を重ねるほど、脳細胞への炎症の影響が大きくなるので、同じ程度の炎症でも、加齢につれて多くの脳の問題を起こしやすくなります。

「ちょっとした不調」だと思っていることが、実は炎症という現象を介して脳の重大な病気にもつながっているというわけです。

☞脳にもリンパ管があり、老廃物の排泄や、免疫細胞の行き来があるとわかってきた

☞腸の問題が脳に影響を及ぼして、逆に、脳の炎症が体の病気を招くこともある

体内でもつくられる「プリオン」などの異常たんぱく質が脳に炎症を起こす

脳の炎症については、もうひとつトピックがあります。

以前、狂牛病に関連して、「プリオン」という物質が話題になりました。名前に覚えのある人も多いでしょう。

プリオンは、特殊なたんぱく質で、ウイルスや細菌などの病原性微生物ではないのに、あたかもそれらのように伝播（でんぱ）します。それにより、脳を変性させ、死にいたらせる狂牛病などの病気が起こります。

狂牛病は、正式名称を牛海綿状脳症といい、1980年代に発見された牛の病気です。この病名は、脳の組織に海綿（スポンジ）の穴のような部分ができることからつけられました。その後、狂牛病になった牛の肉を食べることにより、人間にも同種の病気が起こる可能性があるとわかり、世界の人々を震撼させました。

もともと人間の病気として知られていた「クロイツフェルト・ヤコブ病」も、同じくプリオンから起こることがわかっていました。この病気は、急激に進む認知症などを起こします。脳の手術に伴い、ヒトの脳の硬膜を移植された患者が、汚染された移植材料から感染してこの病気を起こす事例も、世界規模で起こっています。

狂牛病やクロイツフェルト・ヤコブ病などを総称して、「伝達性海綿状脳症」、あるいは「プリオン病」といいます。

こうした病気を起こすプリオンは、動物同士、動物からヒト、ヒトからヒトに伝播するだけでなく、実は、私たちの体内でも生じることがわかってきています。

プリオンのような異常たんぱく質が生じると、周囲の正常なたんぱく質をも異常にしていくしくみも解明されつつあります。

アルツハイマー病やパーキンソン病、筋萎縮性側索硬化症（ＡＬＳ）などの病気の起こり方も、実は似ており、アミロイドやレビー小体などと呼ばれる、異常なたんぱく質の凝集体が蓄積して起こります。

プリオン病やこれらの病気にも、炎症が関係していて、異常なたんぱく質が蓄積することで脳の炎症が起こり、脳の変性を招くのです。

たんぱく質は、アミノ酸という原材料が立体構造をつくって、はじめてたんぱく質として働きます。立体構造をつくるときに、折れたり曲がったりしますが、その折れ方や曲がり方に間違いが起こると異常なたんぱく質ができます。

つまり、もともと誰でも持っているたんぱく質の構造が、ちょっとした形の異常を起こすことによって、これらの病気を引き起こすことがわかってきたのです。

農薬や水銀、大気汚染や、ここに述べたような腸の状態の悪化、消化できない食べものの蓄積、それを招く過食などは、たんぱく質の変性の原因になるといわれています。アルツハイマー病などの難病は、防ぎようがないと思われがちですが、実は日々の食事や生活を見直すことで、リスクを低減できるのです。

不調を防ぎ、改善することが、結果的にそうした病気の予防にもつながることをぜひ知っておいていただきたいと思います。

☞プリオン病などの脳の病気にも、炎症が関係している
☞脳の難病は、日々の食事や生活を見直すことで、リスクを低減できる

電磁波と慢性炎症の関係

現代では欠かすことのできないパソコンやスマホなどの電子機器から発せられる有害な刺激「デジタル毒」（高周波・低周波電磁波、ブルーライト、静電気）について少しお話ししておきましょう。

電磁波について、欧米では30年ほど前からすでに白血病や脳腫瘍などへの影響が問題視されていました。

デジタル毒は眼や脳、皮膚などを通して過剰な刺激を人体へ送り続けます。

脳に存在する細胞は、主に神経細胞とグリア細胞からなります（およそ1：9の比率）。もともと脳にとっては神経細胞こそが大切だと考えられてきましたが、近年、グリア細胞にはほかに多くの役割があり、そのひとつとして免疫や炎症に関わることがわかってきました。

体内の炎症物質が血液などを介してグリア細胞の炎症を引き起こすのです。これが脳内の慢性炎症を引き起こし、神経症状（うつ、不安障害、多動、集中力低下、自閉症、アルツハイマー病）や身体症状（慢性疲労、自律神経症状、パーキンソン病、多発性硬化症、慢性疼痛）などと関連することが判明しています。

デジタル毒を受けることによって、人体に炎症反応を起こす物質を増やすことはすでにわかっています。ほかにも細胞から出るサイトカインという物質が炎症を引き起こしますが、それをコントロールする物質との関連も指摘されています。

前述したように、脳には有害物質が脳内に届かないようにするための血液脳関門がありますが、デジタル毒による活性酸素（フリーラジカル）の発生や、炎症が起こることにより関門が壊され、さまざまなものを通過させてしまうと、脳のなかに炎症が拡がり、異常

■デジタル毒の影響による不調と病気

デジタル毒の影響と関わる不調	頭痛、肩こり、耳鳴り、めまい、 皮膚のトラブル（かゆみやピリピリ、湿疹）、 不眠、感情の起伏、眼の疲れ、 関節痛や鼻血、筋力や記憶力の低下、 慢性的な疲労、自律神経の乱れ、 背骨や骨盤のゆがみ、 のどの痛み、慢性疲労など
病気との関連	ホルモン、神経、がん関連の疾患、 早期アルツハイマー病、 自閉症、ADHD、 がん（特にメラノーマ、脳腫瘍、白血病）、 心疾患、月経トラブル、不妊、不整脈、 てんかん、白内障、難聴、側彎症、 貧血、腎不全、アレルギー、 自己免疫疾患、パーキンソン病、 脱毛、肥満など

な物質が沈着、反応を起こしてしまいます。

脳の慢性炎症は慢性的な難治性の症状と関連が大きいです。この炎症原因のひとつには ストレスもありますが、ブルーライトやノイズを含む光や音などの過剰な刺激も、炎症の 引き金となる活性酸素（フリーラジカル）種や炎症性サイトカインを発生させる要因となっ ているのです。

☞電磁波は眼や脳、皮膚などを通して過剰な刺激を人体へ送り続ける
☞デジタル毒にさらされることで炎症物質が血液を介して脳の慢性炎症を引き起こし、難治性の症状を引き起こす

ブルーライトによる脳への影響

ここ最近では、電磁波とまではいかないまでも、ブルーライト対策をしている人は多いのではないでしょうか。

ブルーライトは紫外線に含まれているように昼間の光です。ブルーライトは、私たちの目から入って、視床へ入り、松果体から出るメラトニンというホルモンの分泌をおさえます。

このメラトニンは松果体によってセロトニンから生成されるホルモンです。セロトニンは日光を浴びると分泌され、夜になるとメラトニンに変わり、睡眠を促します。睡眠には昼間のセロトニンと夜のメラトニンが好循環であることが重要です。

しかし、一日中スマホやパソコン、テレビ、LEDの光を見ていると、夜でも体は昼間の光が入っていると認識し、私たちの体内リズムが壊れてしまいます。

本来夕方から増えてくるメラトニンが増えず、不眠を引き起こすのです。睡眠は人間にとって非常に大事なものですから、質のよい睡眠がとれない結果、体の不調を招きます。

また、ブルーライトは目に活性酸素（フリーラジカル）をつくり、視力低下や眼精疲労を引き起こします。加えて、眼と脳は非常に関連が強く、目から肩こり、頭痛、集中力の欠如などが起こります。

さらに、メラトニンは強力な抗酸化作用を持ち、デジタル毒から守ってくれる働きもあるのですが、ブルーライトはその分泌をおさえてしまうため悪循環を引き起こすのです。

メラトニンを生成しているセロトニンは「幸福ホルモン」といわれ、食欲や代謝、うつ病とも関連しています。メラトニンが増えないということはセロトニンに影響しているということで、うつ病にも関連します。それが重症の場合には自殺の潜在的な原因となり、特に若年層の自殺とも関与しているのではないかという研究結果や報告もあります。

ただし、ブルーライトは皮膚にとっては治療に使われることもあります。そのため、一概に人体に悪い影響を与えるだけのものではありません。ですから、夜間に近くで見るスマホ、タブレット、テレビ、ゲーム、勉強用のＬＥＤライトなどのブルーライトが問題なのです。

電磁波汚染ともいわれるこの時代、世界ではすでに国家レベルで健康被害から市民を守る対策がとられています。ご興味のある方は拙著『スマホ社会が生み出す有害電磁波　デジタル毒』に詳しく書かれていますので、そちらを読んでいただければと思います。

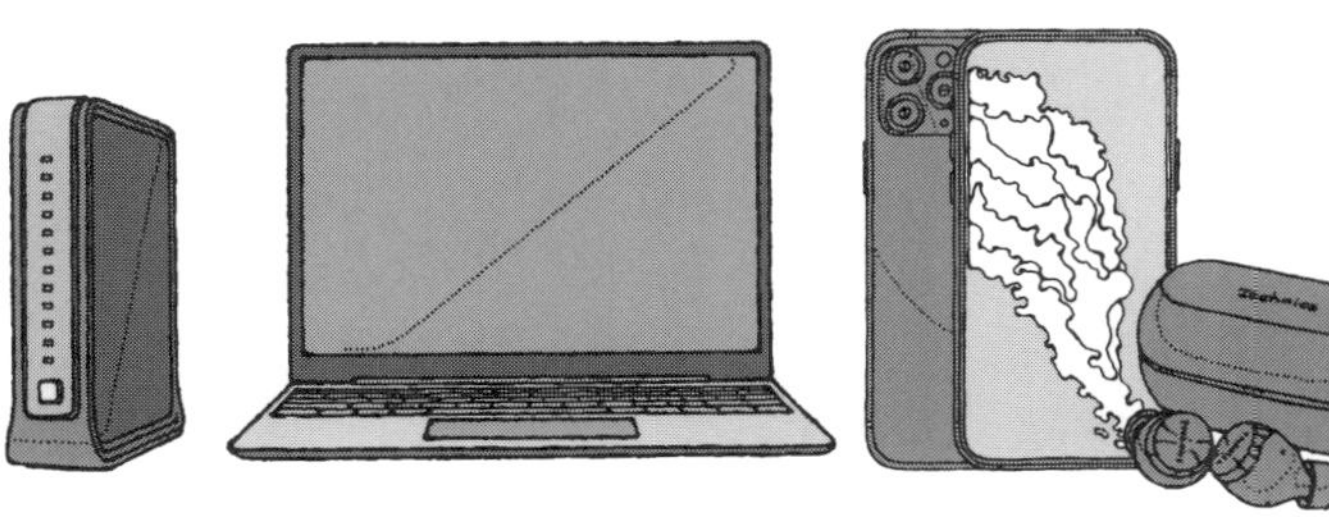

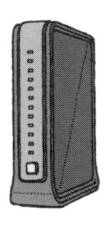

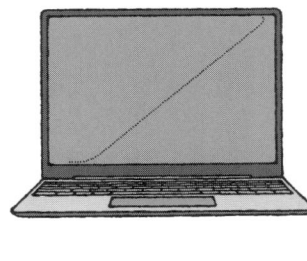

☞ブルーライトは紫外線に含まれる昼間の光と同じ。メラトニンの分泌を抑制する
☞昼も夜もブルーライトを浴びていると、目から脳に入り、セロトニン（昼）とメラトニン（夜）の悪循環を生み、さまざまな疾患につながる

脳の炎症への対策は簡単ではありません。

わかっている各箇所への対策やアプローチなどをコツコツ長期間かけて、ときには数年単位で改善していかないといけません。

家の環境（デジタル毒、カビ毒、化学物質）から介入したり、炎症を起こしやすい食事を減らす、仕事などの負担も減らし、場合によっては休職なども念頭に入れないといけないかもしれません。

そのほか、睡眠の見直しなど、日常生活でできる具体的なアプローチを次の章で見てみましょう。

第4章

慢性炎症の主な原因にアプローチする

【栄養障害】

生体活動に欠かせない酵素が体内には約2万種類ある

第4章では、炎症を起こす原因や結果となりうる要因と対策について説明していきたいと思います。

まずは「栄養障害」です。「栄養障害」と聞くと、「この飽食の時代に栄養障害があるのか」と疑問に感じる人もいるでしょう。

現在、一部の途上国に見られる栄養障害や、日本でも貧困によって起こっている栄養障害もありますが、ここで取り上げたいのは、そういうものではなく、炎症を引き起こす原因となる栄養障害です。そのひとつは酵素不足による処理能力の低下、つまり炎症性物質の惹起です。さらに、酵素の働きを助ける「ビタミン・ミネラルの不足」です。

酵素とは、体内であるものを別の形に変えたり、増やしたりするときに必要なものです。

酵素は、21種類あるアミノ酸の組み合わせからできるたんぱく質で取り囲まれていて、なかに酵素の活性の中心となる穴があります。そこで物質を認識して、分解や合成などの

■酵素の分類と主な働き

分類		器官	酵素の種類	生成物
体内酵素	消化酵素	口	唾液中の アミラーゼ	デンプン →麦芽糖
		胃	胃液中の ペプシン	たんぱく質 →ポリペプチド
		膵臓	膵液中の リパーゼ	脂肪 →脂肪酸、グリセリン
		腸	腸液中の スクラーゼ	砂糖 →ブドウ糖、果糖
			腸液中の ペプチターゼ	ペプチド →アミノ酸
	代謝酵素		主な働き	
		新陳代謝 促進	吸収された栄養を体内の細胞に届けて、 有効に働く手助けをする	
		有害物質 除去	毒素を汗や尿のなかに排出する	
		自然 治癒力 向上	リンパ液・血液中の白血球の働きを促進させる	
食物酵素			主な働き	
		生の 食べ物	新鮮な野菜・果物・肉・魚などに含まれ、 消化・吸収を助ける	
		酵素食品	みそ・納豆・ぬか漬けなどの発酵食品に含まれ、 消化・吸収を助ける	

化学反応を起こします。

生体活動が正常に行われるために、酵素は欠かせないものであり、数多くの酵素が使われています。食物の成分を体に利用できる形、例えば、アミノ酸、脂肪酸、エネルギーなどに変えるためにも酵素が必要です。ですから、酵素や酵素活性が少なくなると、どんなにたくさん食事をとっても、体に必要な物質や多くの働きのある物質がつくられない、あるいは吸収されないという危険な事態になるわけです。

酵素を大きく分けると、食べものを分解して消化吸収するときに必要な「消化酵素」と、体の新陳代謝（新しく生まれ変わり、古いものが処理されること）に必要な「代謝酵素」とがあります。

消化酵素は、体のいろいろな場所にあります。

例えば、口のなかにある唾液には、炭水化物をある程度の大きさにまで分解する「アミラーゼ」という炭水化物分解酵素が含まれています。

胃のなかには、たんぱく質の形を変えて消化しやすくする酵素があり、膵臓からもたんぱく質やデンプン、脂肪を分解する酵素などが分泌されています。

一方、代謝酵素は、体の新陳代謝を高めて体温を上げたり、活動を支えたり、たまった燃えカスなどを回収したり、炎症を鎮めたりするのに不可欠です。さらに、有害物質など体内から出したいものを出しやすい形に変えたり、分解して無害化したりする役割もあります。

生体活動を正常に行うために、酵素は欠かせない
食べ物を分解する消化酵素と、体の新陳代謝を高める代謝酵素がある

現代の食生活は酵素を無駄づかいする要因だらけ

現代の食生活では、加工食品や加熱した食品を食べることが非常に多くなっています。基本的に食品は、加工や加熱をするほど消化が悪くなるので、そういう食生活では、消化酵素を無駄づかいしてしまいます。

現代の一般的な食生活では、添加物や農薬など化学物質の摂取が多いうえに、遺伝子組み換え食品や消化されにくいたんぱく質を含む小麦製品、乳製品もよく摂取しています。

それらを消化するためにも、多量の消化酵素が必要になります。

それに加えて現代生活では、電磁波や化学物質などさまざまな有害物質が体に入ってくるため、その解毒のためにも酵素が多く使われます。

また、酵素が働くには、各種のビタミン・ミネラルが必要です。

ビタミンの多くは、酵素と結合してその働きを活性化する「補酵素」として、ミネラルの多くは、酵素の構造に入り込み、その一部となる「補因子」として働きます。

ですから、ビタミン・ミネラルを十分に摂取していないと、酵素をしっかり働かせることができません。

■消化酵素と代謝酵素

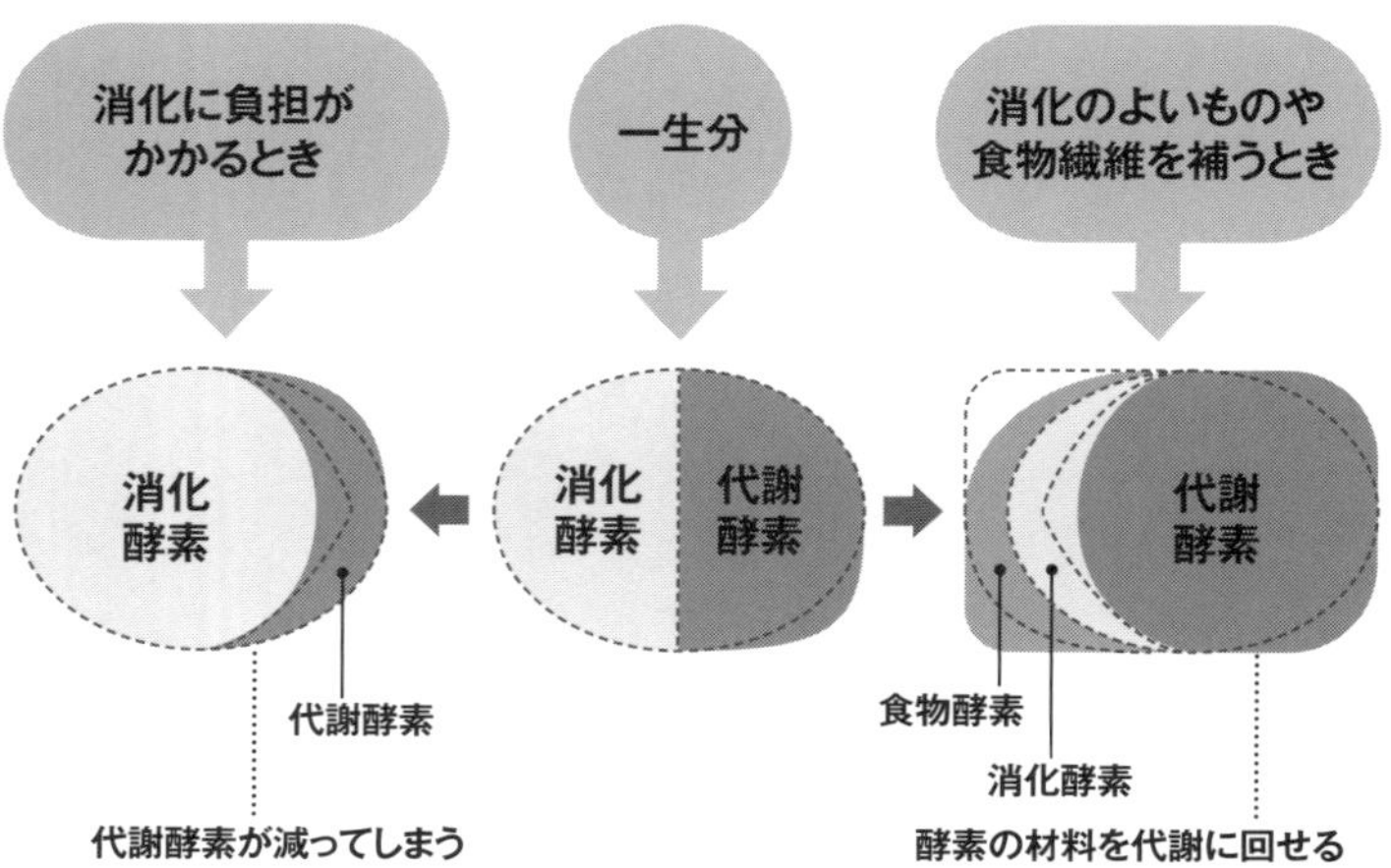

ところが、現代は、土壌の微生物やビタミン・ミネラルが減っているうえ、長い経路の流通にのった食品をとることが多いため、その間にビタミン・ミネラルが減ってしまい、摂取量が十分とはいえません。

さらに、いまはストレス社会です。アルコールの量が過剰になったり、毎日飲むことでさらにビタミン・ミネラルの吸収が阻害されます。また、日本人はアルコールを分解する酵素を作ることがそれほど上手でない人が多く、全く飲んでも大丈夫な人はいいのですが、だんだん強くなった人、飲むとすぐに酔う人は体に炎症を引き起こしやすくなります。

仕事や人間関係においてストレスが大きいのはもちろんですが、体に負担をかけるのは、そうした精神的なストレスだけでありません。スマホ、パソコンなどを使うこと自体が体のストレスになります。

スマホやパソコンの画面から出るブルーライトは、目への刺激となり、知らず知らず体にストレスを与えています。テレビや家の照明からも、ブルーライトは出ており、現在、私たちは1日の大半をそうした光のストレスにさらされて過ごしています。

ストレスに対抗するための体の防御機能も、代謝酵素で支えられています。ですから、絶え間ないストレスも、酵素やビタミン・ミネラルを消耗させる大きな要因です。

このように、現代社会は酵素を消耗する要因に満ちているため、酵素不足に陥って、さまざまな不調を起こしている人も多いのです。

☞酵素を働かせるために必要なビタミン・ミネラルの摂取量が不足している
☞体へのストレスによっても代謝酵素が減ってしまう

消化しやすい食事、素材そのものをとることがお勧め

このように、食材（肉、魚、ごはん、野菜、油）から栄養の消化吸収ができないと、栄養障害を引き起こします。ダイエットやお菓子、ラーメンの食べすぎなど、明らかに栄養障害に陥ることがわかる理由とは別に、消化吸収するための消化酵素、それを助けるビタミン・ミネラル、それらを働かせるための体内環境（例：胃酸や胆汁の分泌）が必要なのです。

酵素を節約するために私たちができること、それは、第一に消化しやすいものをとるこ

と。まず、添加物や農薬まみれの加工食品より、食材そのものを摂取することが大切です。

さらに、食材の食べ方として、消化しやすいものとは、「酵素を自分で持ち、自家消化してくれる食品」です。基本的に、生の食品には酵素が含まれます。しかし、酵素は熱に弱いので、おおむね60度以上の加熱によって活性が失われてしまいます。

そこで、加熱していない生の食品を多くとることで、消化されやすいうえに、食品中の酵素も利用でき、体内の酵素を節約できます。生の食品といっても、寄生虫などの危険がある肉類などは生食に向きませんし、毎日お刺身を食べるのも難しいので、主要なものは生の野菜や果物になります。

これらには、その食物自体が持っている食物酵素が含まれています。その分、ヒトが持っている体内の消化酵

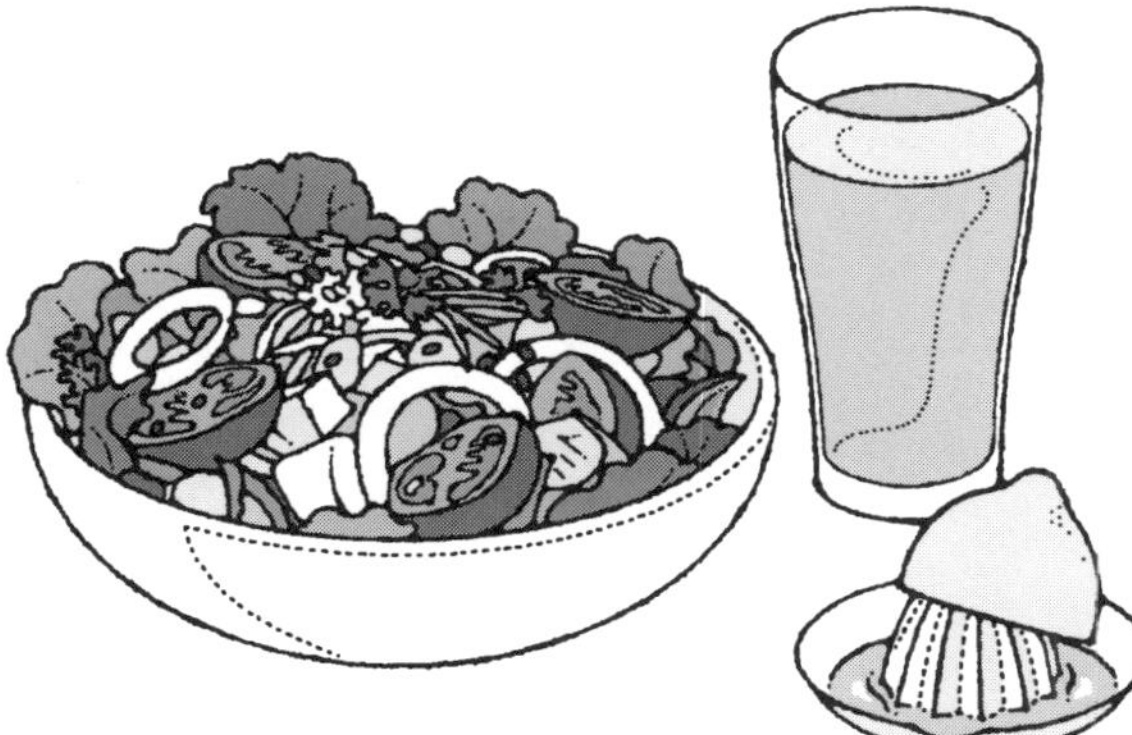

素を節約でき、代謝酵素に回せる分が多くなるのです。

また、酵素は細胞のなかにあるので、簡単には壊れない細胞膜に囲まれています。細胞膜のなかから栄養素や酵素を取り出して摂取するのが理想的ですが、自分の咀嚼（噛むこと）だけで、細胞膜成分をすべてすりつぶすのは難しいのです。すりおろしやジュースにすると、細胞膜が壊れて、より効率よく酵素を摂取できます。

野菜や果物には食物繊維が豊富です。食物繊維は、血糖値を急激に上げずに、腸の掃除をして、さらに腸内細菌のエサにもなってくれる理想的な成分です。腸内細菌は、ビタミンを合成し、ミネラルを吸収しやすくしてくれるので、食物繊維をとると、間接的にビタミン・ミネラルの補充にも役立ちます。

ですから、日頃の食生活に、新鮮な生の野菜や果物のすりおろしやジュースを取り入れると、酵素が節約できるだけでなく、ビタミン・ミネラルや食物繊維がとれる点でも不調の対策として役立ちます。なお、野菜や果物は、その食品自体を消化する分の酵素を含んでいますが、それによって、体内の酵素を補充できるわけではありません。あくまでも、酵素を節約できるのが大きなメリットです。

いわゆる酵素サプリなどでも、体の酵素を補充することはできません。だからこそ、日々の食事や習慣が大切だということを知っておいていただきたいのです。

生の野菜や果物のほか、みそ、納豆、浅漬けやぬか漬けなどの漬物など発酵食品、酢の物や和え物にも、その食品の消化に役立つ食物酵素が含まれています。

さらに、肉や魚などのたんぱく質やごはん、パン、麺などの炭水化物、脂質などの消化のされ方も調理法の工夫で変わってきます。

- 生の野菜や果物のすりおろし、漬物を食べると酵素を節約できる
- ビタミン・ミネラルや食物繊維がとれる

調理法は「生、蒸す、ゆでる、焼く」

一般的な「消化のいい食事」については、腸の慢性炎症の項目で紹介した食生活を参考にしてください。

調理方法は、基本的に「生、蒸す、ゆでる、焼く」くらいまでが消化しやすいでしょう。

当然、生以外の調理法では、酵素は含まれませんが、揚げものよりは、蒸したり、ゆでたりしたもののほうが、たんぱく質の変性が少なく、使う酵素の量が少なくてすみます。その分、消化しやすく、酵素も節約できるわけです。

加熱すればするほど、熱変性でたんぱく質の構造が複雑化し、それを溶きほぐすために、より大量の酵素が必要になります。また、終末糖化産物（ＡＧＥｓ）という炎症を引き起こす物質もできてしまいます。

油を使うと、より高温になります。「炒める、揚げる」といった調理法は、同じ食材でも、より消化しにくい食事にしてしまうのです。だからこそ、こうした調理法で作った食事は「腹持ちがいい」ということになります。

逆に、酵素を多く含む食事や節約できる食事は「腹持ちが悪い」、つまり「消化がよい」食事です。そういう食事こそ、不調の予防や改善に役立ちます。

油と砂糖の組み合わせは、おいしいと感じやすいものなので、簡単に油が手に入るようになると、油と砂糖を多量に使う料理が増えてきました。また加工品が増え、レトルト食品、超加工品を口にする機会も増えています。これらは体を酸性に傾けます。このことも、現代人に不調が増えている一因になっています。

酵素を働きにくくさせる食べものとして、前述した食品添加物や化学物質などのほかにも、砂糖やカフェイン、冷たい食べものなどがあります。これらのとりすぎにも注意しましょう。また、生の玄米やナッツ、ごまなどの種実類には、酵素の働きを阻害する物質が含まれています。いずれも栄養補給にも役立つ食品ですが消化しづらく、食べすぎや食べ方には注意してください。

酵素を働かせるためには、水分も欠かせません。ビタミン・ミネラルとともに、質のよい水分も十分にとるようにしましょう。

唾液のなかにも消化酵素が含まれていますので、唾液の分泌が促されるよう、リラックスして、ゆっくりよく噛んで食べましょう。リラックスして食べると、胃液や膵液などの分泌も促されます。特に、胃酸の分泌は、たんぱく質や脂質を分解する酵素、ペプシノーゲン（ペプシンのもと）やリパーゼの活性には必須です。

むやみに胃酸分泌抑制薬などを使わないようにしましょう。胃酸をおさえるという目的ではない薬、例えば降圧薬や抗菌薬、痛み止めなどにも、胃酸をおさえる機能があるので要注意です。酵素が働くには、適した温度とpH（ピーエイチ）(酸・アルカリ度を示す数値)があります。適したpHは酵素の種類によって違いますが、例えば胃液に含まれる酵素なら、胃の正常なpHである2～3で働きやすくなっています。ですから、胃酸抑制薬などで、5～6などに上げてしまうと、酵素が働きにくくなります。

また、酵素が働きやすい温度は、おおむね35度から50度の範囲です。体は冷やさないで、温かく保ちましょう。

☞食材の調理法は、加熱するほど酵素がたくさん必要になる
☞薬のなかには、胃酸をおさえるものがあるので要注意

ミネラルはスープや水で少しずつとると効果的

現代の日本人には、ミネラルのなかでも、特に重要な亜鉛やマグネシウムが不足している人が多く見られます。これらを含むミネラル全般を、心がけてとるようにしましょう。

このほか、不足しがちで、意識して補いたいものとして、シリカ（ケイ素）、クロム、ヨウ素、硫黄などがあります。

ミネラル不足の人が、それらをサプリでとろうとすると、かえって具合が悪くなる場合があります。もともとミネラルは吸収しにくい栄養成分なので、どのくらい口に入れるかより、どのくらい吸収させられるかが重要です。

少し遠回りに思えても、毎日の食事で少しずつ摂取を心がけるほうが、着実に吸収を促すことができます。また、加工品などのミネラルが少なく、かつ体内のミネラルを消耗させるものを減らしていくことも有効です。

ミネラルは幅広い食品に含まれます。摂取には、まずバランスのよい食事をとることが第一です。食品を煮ると、その煮汁にミネラルが溶け出すので、できるだけみそ汁やスープなど、汁ごととれるものを常食しましょう。しかし、チェーン店などの外食産業や冷凍食品などでは、水煮野菜（ほかで水煮して汁は捨てている）をもとに味だけつけることが多く、さらなるミネラル不足を招くので、やはり自分で作るのがベストです。

煮干し(いりこ)やあご、昆布を使ったり骨ごと煮るなどして出汁をとり、野菜や海藻、大豆製品などをたっぷり入れ、具だくさんにして飲んでください。野菜は、よい土壌でとれた新鮮なものが使えるとベストです。

ほかに、ミネラルをとる方法として「水」があります。真水でなく、ミネラルウォーターを飲むようにするだけでも、コンスタントにミネラルが補給できます。水に天然塩（海塩や岩塩）をひとつまみ溶かせば、ミネラルウォーター代わりになります。梅干しを漬けてある梅酢があれば、水にそれを少量入れても同じ効果があります。酵素を働かせるには、質のいい水の摂取も大切なので、水とミネラルの両方がとれるよい方法です。

☞サプリでミネラルをとろうとすると、具合の悪くなる人がいる
☞汁ごととれる食事や、ミネラルウォーターがお勧め

ミネラル不足の悪循環を断ち切るためのサプリの活用法

大切なミネラルである亜鉛、鉄、ケイ素などは、粘膜や皮膚を丈夫にしたり、再生する原材料になったり、細胞分裂をしたりするのに必須です。

そういった重要な働きを持つからこそ、不足すると悪循環を起こします。

また、これらのミネラルが不足すると、バリア機能を持つ皮膚や粘膜が薄くなるため、

多くの有害物質が体内に入る危険性が高まります。有害物質は、慢性炎症の原因となるうえ、体内で酵素を消耗させたり、その働きを阻害したりするため、ますます必要なものが入らなくなるのです。

この悪循環を断ち切るには、どうすればよいでしょうか。

ミネラルを補うために、食べものが大事なことはいうまでもありませんが、悪循環に陥っているときには吸収されないので、うまく吸収させるための工夫が必要です。

シビアな症状のときや重症な場合は、当院でもサプリを使うこともあります。

ただ、やはりミネラルのサプリは吸収されにくく、胃酸が少ない人などは、かなり胃もたれしたり、気分が悪くなったりすることがあります。

そのため、消化・吸収がされやすいように配慮されたものを選ぶ必要があります。

一番よいのは、食べものに近い形のものです。

例えば、あるミネラルが豊富な食べものや飲みものを濃縮したり、酵素分解したりしたものが「スーパーフード」として市販されています。これは、食べものとサプリの中間的なもので、効率よくミネラルがとれ、かつ消化・吸収されやすくなっています。

サプリでも、含まれる絶対量を多くするのではなく、同時に有機物を入れることで、胃腸への負担を減らすようにしているもの、乳酸菌に食べさせたり、酵素と一緒に入れたりして、消化をよくしたものがあります。また、ミセル化（水に溶けない成分を微細な粒にして水に混ぜること）やナノ化（超微細化）、リポゾーマル化（リン脂質で作ったリポゾームカプセルで包む）などで消化しやすくしたものもあります。また、消化自体を助けるサプリで吸収量を上げることも行います。

これらのサプリは通常のミネラルサプリより、価格が少し割高になることがあり、分量としては少なく見受けられるかもしれませんが、副作用のリスクが少ないことや吸収量からしたらぐっとすぐれています。量は必ずしも重要ではありません。

また、例えば鉄をとるときに、一緒に鉄の吸収に必要なビタミンCをとるとか、亜鉛やマグネシウムなら、しっかりたんぱく質や脂質を含む食事の途中や食後にとると吸収がよくなるので、そういう工夫も有用です。

なんでもサプリに頼ることはお勧めしませんが、食事だけに固執して、よいサプリを全く利用しないなど、かたくなになる必要もないと思います。

ただ、やはり症状がシビアであればあるほど、サプリの摂取に耐えられない人がいます。そのような人は、専門家と相談しながら、まずは食事からできる範囲で炎症を起こしやすいものを除きます。それでも症状などが回復しなければ、必要なものだけ、体にやさしいスーパーフードやサプリで補います。それも反応してしまう人は補いたいものよりも、受けとれる身体に整えていきます。ゆっくり補充できるやり方を私は勧めています。

- サプリよりも食品に近いもの、自然な形のものでとるほうが理想。「スーパーフード」は効率よくミネラルがとれ、消化吸収しやすい
- 食事だけに固執しない。よいサプリは利用してもよい
- 補充したいものを入れることばかりに目を向けず、受けとれる身体に整えていく

カルシウムをサプリでとろうと思ったときの注意点

ここで注意してほしいのは、カルシウムのサプリです。

カルシウムの供給源というと、牛乳・乳製品を思い浮かべる人も多いでしょう。

しかし、ここまでに何度かふれたとおり、牛乳・乳製品はさまざまな弊害があるうえ、

実はカルシウム源としては役に立たず、かえって体のカルシウムを減らす食品です。

カルシウムは食事のなかで、小魚、海藻、豆類、緑黄色野菜などでとるのが理想です。しかしカルシウムサプリに頼っている人も多いでしょう。

以前の日本では、カルシウムサプリは積極的に推奨され、ミネラルのサプリといえばカルシウムというイメージさえありました。しかし実際は、カルシウムを単独でとることはお勧めできません。

カルシウムはバランスがとても大事で、大量にとってしまうと石灰化や腎障害などが起こってしまいます。

また、お互いに共同で働いているのがマグネシウムです。カルシウムよりむしろ圧倒的に、マグネシウムの不足している人が多いのです。マグネシウムが不足していると、どれだけカルシウムをとっても吸収されません。むしろマグネシウムをとったほうがいいのですが、ただ、マグネシウムも吸収されにくく、下剤として使われることからもわかるように、排泄されやすいミネラルでもあります。

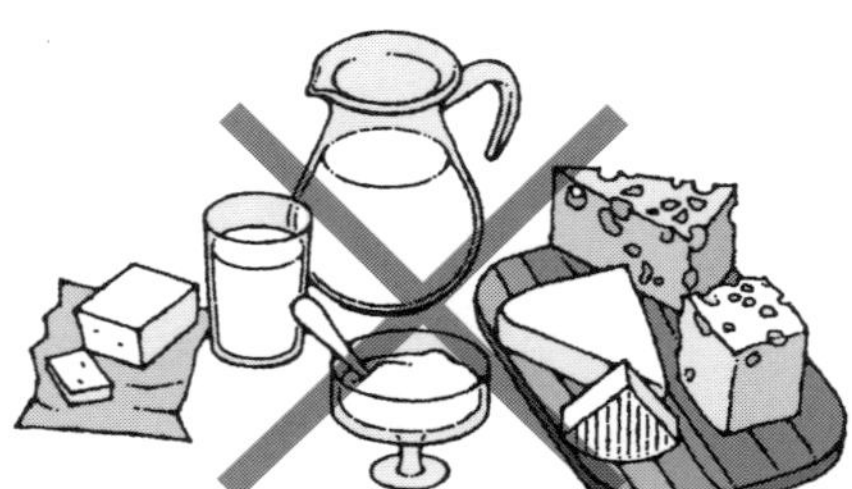

マグネシウムを効果的にとる方法ですが、飲むタイプのものでは、どうしてもおなかを壊しやすい人もいます。そういう場合は、入浴剤やクリームなどの外用で補い、皮膚から吸収させる方法もあります。なお、酸化マグネシウムは病院でも処方される「下剤」です。マグネシウムの補充としてはとらないでください。

グリシン、クエン酸、リンゴ酸などと結合して売られているものは、おなかを壊しにくく、吸収されやすいのでお勧めです。さらに、液体のもの、パウダーをカプセルに入れているもの、タブレット（錠剤）になっているもの、クリームやジェル、入浴剤として使えるもの、パッチ状のもの（皮膚に貼って成分を経皮吸収させる）などさまざまな形状のものがあります。

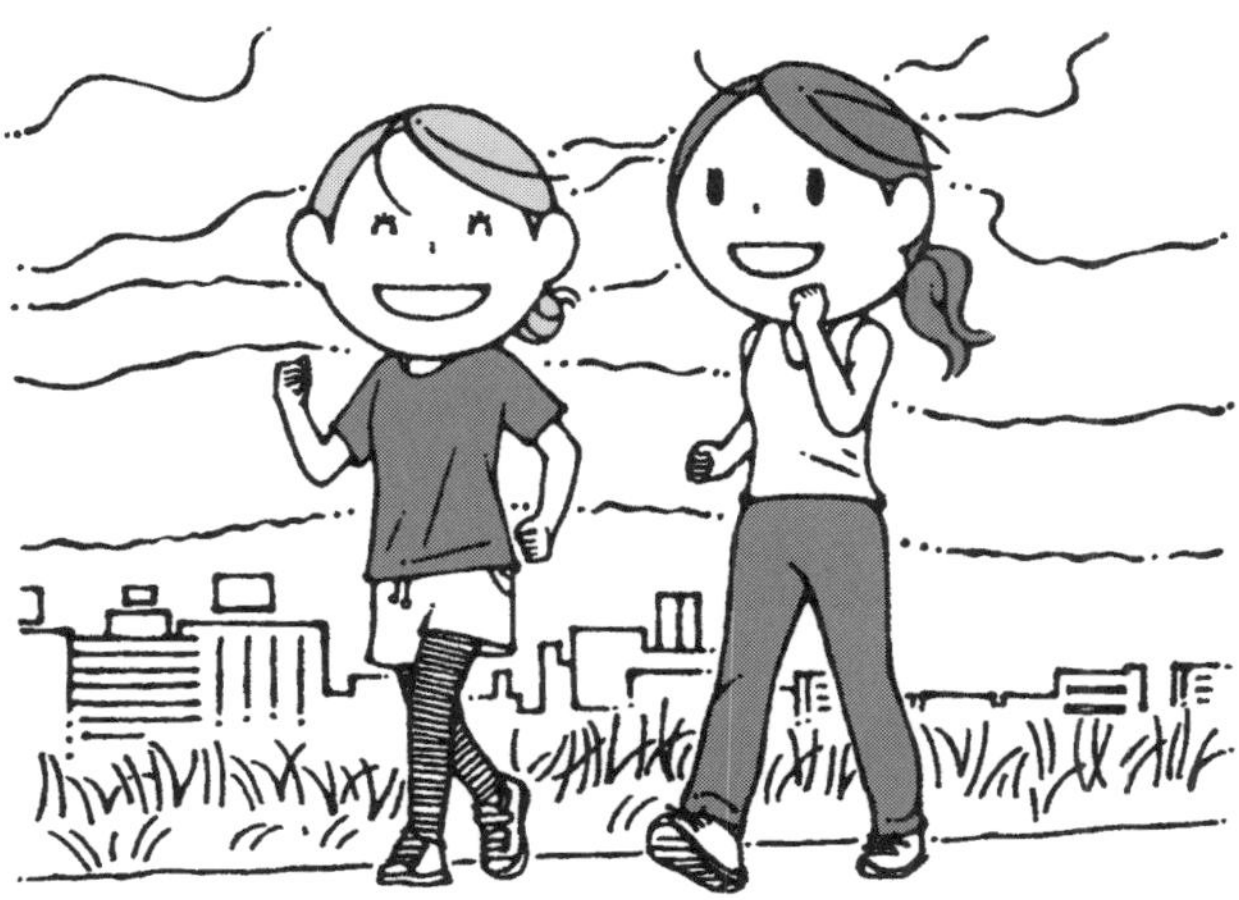

また、カルシウムをサプリで直接とるよりも、カルシウムの吸収に欠かせないビタミンDをとることで、腸管からの吸収率を上げるほうがよいでしょう。骨の強化には、カルシウムばかりではなく、骨の形成に必要なマグネシウムやビタミンK、たんぱく質なども一緒にとる必要があります。

また、日光に当たると皮膚でビタミンDができますし、重力をかけることで骨が丈夫になるので、適度な日光浴やウォーキングなどの運動も大事です。

このほか、セレンやマンガン、リチウム、銅などのミネラルがありますが、とりすぎると問題のものもあり、どれも単独でたくさんとることはお勧めできません。

いずれもバランスや、吸収のしやすさ、胃腸への負担などを考慮してとりましょう。

- カルシウムは小魚、海藻、豆類、緑黄色野菜などでとるのが理想的。牛乳やサプリ単独でとるのはお勧めできない
- 適度な日光浴やウォーキングも大事

風土、季節に合った食生活で酵素が効率よく使える

酵素は、すべての人が同じように持っているわけではありません。

例えば、日本人だけが持っている酵素もあります。それは、海藻を分解する酵素です。ある研究グループの発表によると、日本人にある海藻を分解する酵素は、日本人にはあるが、ほかの国の人には見当たらなかったそうです。

この酵素は、日本人の体内で、おそらく何世紀もかけて進化したのでしょう。古くから海藻を食していた日本人ならではの酵素の発達といえます。

逆に、もともと乳製品をとっておらず、その歴史が浅い日本人は、成人後は乳糖の分解酵素を持つ人の割合が少ないことが知られています。一部のヨーロッパの人たちは、これらの酵素が大人になっても十分にあり、ヨーグルトなどを健康づくりに活用しています。

そのほかにも、アルコールを飲んだときに出てくる有害物質アセトアルデヒドを分解して無害化してくれる酵素がしっかりと出ないタイプの人が、日本人全体の約半数います。さらに、葉酸の代謝酵素が十分働かない人は7～8割程度いることがわかっています。だからこそ、日本人は野菜をしっかり食べないといけないのです。

このように、風土と食生活の歴史に合わせて、生成・分泌される酵素は変わってきます。ですから、日本の風土に合った食生活をすることで、必要な消化酵素が少なくてすみ、体に負担をかけずに消化できます。

つまり、風土に合った食生活をすることが、体内の酵素をより効率的に働かせるコツでもあるのです。このことは昔から、その土地、その季節の食物が体にいいという「身土不二」や、その地域でとれたものをその地域で消費するという「地産地消」などという言葉で広められてきた考えでもあります。

もちろん現代生活では、地元でとれたものだけを食べるというわけにはいきませんが、少なくとも、できるだけ日本でとれた旬の食材を優先的に選んだり、自分の住む地域に近いところの農作物を選んだりすることで、より新鮮で体に合う食べものをとることができるでしょう。

また、日本にははっきりとした季節の変化があります。

温度、湿度、日内変動、季節の変わり目など外の環境に合わせて身体を整える必要があります。そのため旬の食材などを使うことが必要な栄養をとり入れるのに役に立ちます。

旬の食材は安く手に入り、栄養価も高く、有害物の少ない状態で手にでき、口にいれることを可能とする食材です。

- 日本人しか持っていない酵素がある。逆に日本人があまり持っていない酵素もある
- できるだけ日本の旬の食材や近い地域の農作物をとるとよい

酵素は30～40代から急激に減るので要注意

体内で酵素をしっかり働かせることができれば、消化能力が上がり、腸や肝臓などの消化器への負担を減らすことができます。そして、腸が元気になれば、異物が体に入ることが少なくなり、排便によって不要なものを外へ出すことができます。

これは、肝臓に余計な有害物質を入れないことにもつながります。腸に食べもの（特にたんぱく質）の未消化物が増えると、アンモニアやニトロソアミンなどの有害物質が発生して肝臓に送られますが、酵素がよく働いて未消化物が減ると、そのリスクが低下するからです。すると、血液中にも毒が回らなくなるので、血液の浄化を受け持つ腎臓への負担

も減ります。全身の解毒が促され、不調も改善されやすくなるでしょう。

また、若い頃には大量の酵素が分泌されるようにできています。例えば、有害な活性酸素を除去してくれるSOD（エスオーディー）という酵素は、30歳を超えると急激に分泌量が低下し、40歳以降は加速度的に減っていきます。

そのため、30～40歳をすぎると、急速にシミやシワが出てきたり、病気にかかりやすくなったり、治りにくくなったりするのです。酵素を余計に消耗する食事や生活をしていると、これらが増強されます。逆に、酵素を無駄づかいしない食事や生活を心がけることで、これらをおさえることができます。

酵素不足による不調が疑われる人は、ぜひここに挙げたような、酵素を意識した食事や生活を心がけてみてください。

- 有害な活性酸素を除去してくれるSODは30代から急激に、40代からは加速度的に分泌量が低下する
- 酵素がしっかり働けば腸や肝臓、腎臓の負担を減らせる

【有害物質】

身のまわりにある有害物質を知っておこう

現代生活は毒だらけです。それが慢性炎症の大きな原因となっています。加工食品などに含まれる化学物質、薬、有害金属、農薬、除草剤、遺伝子組み換え食品など、生活のなかに多くの有害物質（化学物質や有害金属などが大気汚染や住環境などにも存在）があります。これらはすべて体内の慢性炎症の原因となります。

これらを排泄するためには、前項で述べた代謝酵素を多量に必要とします。しかも、有害物質自体が代謝酵素と、さらには消化酵素の働きをも阻害します。

同時に、有害物質の排出を促す「運動、睡眠、発汗、排泄」をしっかりと行っていくことも大事です。まずは、身のまわりの有害物質として、どんなものがあるかを知り、できるだけ避けることからはじめましょう。

☞有害物質をとると、代謝酵素が消耗されるうえ、機能が阻害される
☞「運動、睡眠、発汗、排泄」をしっかり行い、排出を促すのも大事

ちょっとした心がけで毒を減らせる

身のまわりの有害物質としては、136ページから138ページに示した表のようなものがあります。すべてを避けることは難しいとしても、「身近にこういう有害物質があるのだな」と知っておき、ちょっとした対処をするだけでも毒を減らせます。

例えば、ドライクリーニングに使われるテトラクロロエチレンは、表にあるとおり揮発性有機溶剤です。揮発性、つまり気体になりやすい性質を

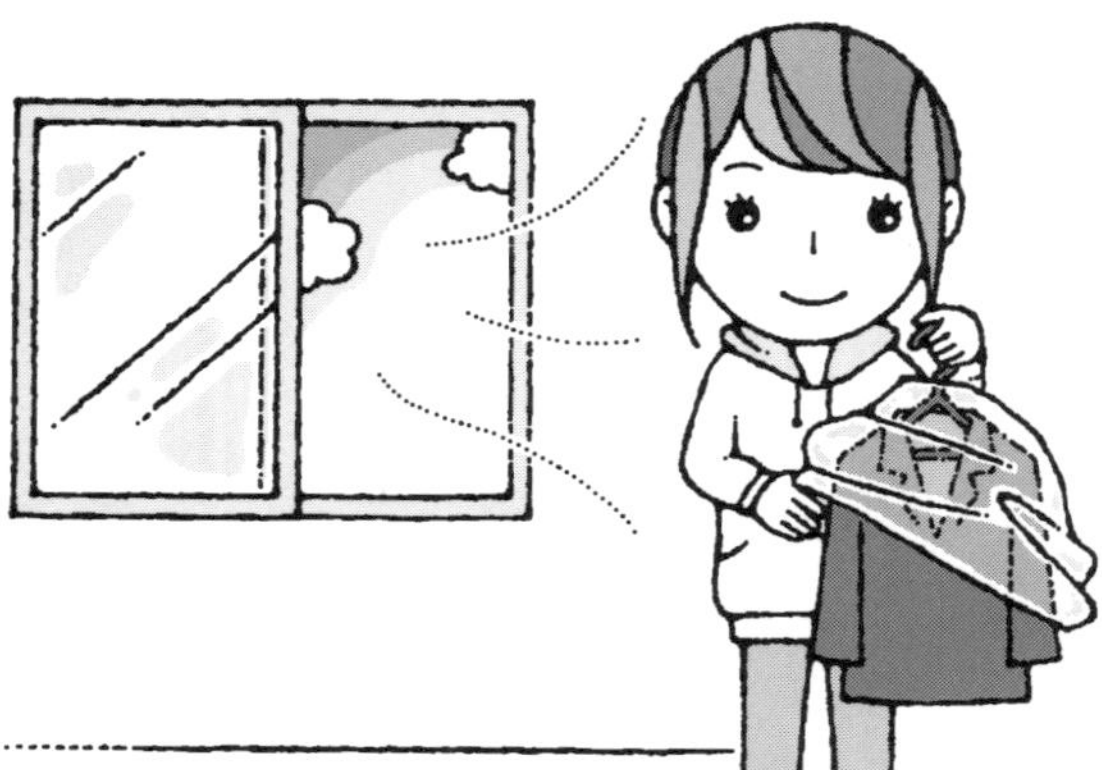

持っているので、クリーニング済みの洋服をビニールから取り出すとき、何も知らなければ不用意に吸ってしまうかもしれません。また、そのまま洋服を着た場合にも吸うことになります。

しかし、取り出すときに吸わないようにちょっと気をつけて、しばらく風通しのよいところにつる吊しておけば、この成分を減らすことができます。

もちろんクリーニングは、水洗いをお願いすると揮発性物質は使わずにすみますが、工場や店舗でほかの洋服と一緒に保存されていれば、入り込む可能性はあります。

同様に、ペンキを塗るときはマスクをして、乾くまでは近くに寄らないとか、プラスチック製の食器は避けて陶器や木製を使うなどを心がけるだけでも違ってきます。

当然のことながら、タバコは避ける（禁煙、副流煙を吸わない）、アルコール飲料は減らす、できるだけ排気ガスを吸わない、ブルーライトを発する機器を漫然と使わない、不要な薬を飲まないなどの注意も大切です。

☞すべてを避けられなくても、ちょっとした工夫で毒は減らせる
☞タバコは避ける、アルコールは減らす、不要な薬は飲まない

■主な有害物質と体に入る経路の例

外因毒

●有害金属

〈重金属〉

●**水銀**＝歯の詰めもの（アマルガム）、一部の魚介類、ワクチン

●**カドミウム**＝鉱物、土壌、タバコの煙、自動車の排ガス、電池や電子機器、プラスチック、ガラスや陶磁器、画材、金属のコーティング

●**鉛**＝自動車の蓄電池、ＰＶＣ（ポリ塩化ビニル）、クリスタルガラス、陶磁器、魚釣り用の錘、古い水道管、飛行機の燃料

●**ヒ素**＝一部の土壌や水、農業に使う殺虫剤、ガラス、顔料、電子機器、合金、タバコ

●**ニッケル**＝硬貨、電池、調理器具、携帯電話、医療機器など

●**アンチモン**＝電池、化粧品、医薬品、ゴム・プラスチックの顔料、多くの工業材料

●**マンガン**＝乾電池、リチウム電池など

〈軽金属〉

●**アルミニウム**＝土壌、水、膨張剤、色止め剤、品質安定剤、鍋、アルミホイル、缶、化粧品、乾燥粉末食品、ワクチン、一部の胃薬

●農薬、殺虫剤

●石油化学製品

〈揮発性有機溶剤〉

●**トルエン**＝ペンキ、接着剤、ガソリン、ネイル、しみ抜き、タバコの煙

●**ベンゼン**＝ガソリン、タバコ、排気ガス、

●**フロン類**＝スプレー、冷蔵庫やクーラーの冷媒

●**ジクロロメタン**＝フロンの代替品だが制限が望ましいものになっている

●**テトラクロロエチレン**＝ドライクリーニング

●**キシレン**＝石油中に含まれ、薬剤などの原料として使われる

●**酢酸エチル**＝塗料、印刷インキ、接着剤、洗浄剤、ガソリン、シンナー

〈BPA（ビスフェノールA）〉＝プラスチック製品、缶類

〈PCB（ポリ塩化ビフェニル）〉＝電気機器の絶縁油　＊現在は製造中止

〈フタル酸エステル〉＝接着剤、化粧品、壁紙、フィルム

〈PVC（ポリ塩化ビニル）〉＝プラスチック製品

フタル酸を含み、燃やすとダイオキシンを発生する

●**ダイオキシン類**＝塩素を含む物質などの不完全燃焼など

●特定化学物質

●**ホルムアルデヒド**＝接着剤、塗料、防腐剤などの成分、多くの建材

●**電磁波**＝電子レンジ、携帯電話、パソコン、ブルーライト

●**ヘテロサイクリックアミン**＝魚や肉の焦げた部分や煙

●**カビ**＝古い食品や住居のカビ

●化学調味料／添加物／人工甘味料／トランス脂肪酸／遺伝子組み換え食品

内因毒	
内因毒	**●腸内細菌がつくり出す毒**＝リポポリサッカライド、クレソール、HPHPAなど
	●酵母やカンジダがつくり出す毒＝アセトアルデヒド、トリカルバリル酸など
	●ほかの感染症
	●ストレス・ネガティブな感情

■有害物質によると疑われる症状

- ●疲れやすい、常に疲れている
- ●頭痛、筋肉痛、関節痛
- ●鼻がつまる、後鼻漏（鼻汁がのどの奥に落ちていくような症状）
- ●胸やけ、おなかが張る、ガスがよく出る、便秘・下痢、便がひどくにおう
- ●眠れない、眠りが浅い
- ●集中力が続かない、集中できない
- ●異常に何か食べたくなる
- ●むくみ、やせにくい
- ●湿疹やじんましん、肌トラブル（吹き出物、肌荒れ、乾燥肌）、乾癬
- ●口内炎、口臭
- ●目の下のクマ
- ●月経前症候群（生理前のむくみや便秘、イライラや体調不良）

■すぐに解毒に努めるべき状態

- ●免疫異常（すぐにカゼをひく、カゼが治りにくい、ヘルペスなどをくり返す）
- ●慢性感染症、自己免疫疾患、内分泌異常（甲状腺、副腎、性ホルモン異常）
- ●ストレスが強いときに、薬や化学物質にさらされていた過去がある人
- ●化学物質過敏症（頭痛、頭に霧がかかっているよう、息切れ、筋力の低下）
- ●不妊症
- ●薬の副作用が出やすい人、過敏症の人
- ●アレルギーやぜんそく
- ●工場や農業で、明らかに有害物質にふれていた過去がある人
- ●カフェインに弱い人

■有害物質との関連が指摘されている疾患

●多動症（ADHD）＝BPA、鉛、水銀、フタル酸、PCB

●アレルギー、ぜんそく＝アンチモン、BPA、カドミウム、ホルムアルデヒド、カビ、ニッケル、フタル酸

●アルツハイマー病＝アルミニウム、鉛、水銀

●貧血、免疫抑制＝ベンゼン、カドミウム、鉛、多環芳香族炭化水素（タール、原油、石油などに含まれる成分）

●自己免疫疾患＝ヒ素、鉛、水銀、カビ

●高血圧、腎疾患＝ヒ素、鉛、水銀

●がん＝アルミニウム、ヒ素、ベンゼン、BPA、カドミウム、電磁波、ホルムアルデヒド、ヘテロサイクリックアミン、鉛、ニッケル、テトラクロロエチレン、フタル酸、塩化ビニル、PVC、ダイオキシン、残留性有機汚染物質（ダイオキシン類やPCBなど）

●慢性疲労症候群、線維筋痛症＝ヒ素、ベンゼン、カドミウム、電磁波、ホルムアルデヒド、鉛、水銀、カビ、ニッケル、テトラクロロエチレン、農薬、PCB、溶剤

●糖尿病、インスリン抵抗性（インスリンが効きにくい状態）
＝ヒ素、BPA、電磁波、PCBs、塩化ビニル、PVC、ダイオキシン

●不妊、子宮内膜症、そのほか内分泌異常（男性更年期様症状、甲状腺機能異常など）
＝ヒ素、BPA、カドミウム、電磁波、ホルムアルデヒド、鉛、水銀、フタル酸、PCB、多環芳香族炭化水素、溶剤

●化学物質過敏症＝ベンゼン、ホルムアルデヒド、カビ、テトラクロロエチレン、農薬、PCB、溶剤、塩化ビニル、PVC、ダイオキシン

●記憶力低下、うつ、不安障害、混乱＝アルミニウム、ヒ素、水銀、電磁波、鉛、カビ、フタル酸、PCB、溶剤

●子宮内での発達障害＝ヒ素、鉛、水銀、PCB、溶剤

●骨粗しょう症＝カドミウム、鉛

●パーキンソン病＝マンガン、農薬

●末梢神経障害＝ヒ素、鉛、水銀、PCB

このほか、内分泌腺機能異常（甲状腺、副腎機能、性腺機能異常）は、あらゆる化学物質との関連が示唆されており、不安やイライラなどの神経系との関連も指摘されています。

危険な遺伝子組み換え食品に要注意

ほかのものに比べて、有害物質という意識をしないままとるおそれがあるのが「遺伝子組み換え食品」です。

遺伝子組み換え食品は、グリホサート（ラウンドアップ）という除草剤に対して耐性（影響を受けないこと）を持つことを大きな目的としてつくられています。つまり、除草剤を含むということになるわけですから、有害物質として認識する必要があります。

この除草剤は抗菌薬と同じ作用があるので、摂取することで腸内細菌叢が乱れ、さまざまな不調を起こし、慢性炎症の原因にもなります。ミネラルを体から排出する作用もあるため、ミネラル不足も引き起こします。さらに、精神の安定や、やる気・集中力を保つのに必要な神経伝達物質をつくりにくくする作用もあります。そのため、精神を不安定にさせたり、子どもの神経発達にトラブルを起こしたりします。

そのうえ、有害物質を排泄する体の機能を低下させるので、有害物質の蓄積をますます助長してしまいます。つまり、慢性的な不調の原因をつくるのです。

遺伝子組み換え食品に含まれる除草剤については、近年、米国で発がん性との関連が認められ、訴訟を起こした男性に3億ドルを超える莫大な損害賠償金が支払われたことも話題になりました。

除草剤以外についても、遺伝子組み換え食品そのものが不自然な物質であるため、体内で予期しないたんぱく質をつくったり、抗原性（体内で異物と見なされて攻撃される性質）を持ったりする可能性があります。それにより、アレルギー性疾患や自己免疫疾患を助長する可能性もあるのです。

最近、米国では、この除草剤に対する耐性を持つ雑草が増えてきたことから、別の遺伝子組み換えも行われるようになっています。また、遺伝子操作でトマトなどの野菜の色を変えたり、長く保存できるようにしたり、においをなくしたりするゲノム編集も行われています。

ゲノム編集食品については、日本国内でも開発が進められています。すでにトマトやマダイ、フグなどが実用化され、食品表示もないまま市場に流通しはじめています。通常の品種改良と同じなので表示は必要ないとのことですが、世界中でその安全性を危惧する声が上がっています。

これらの食品には、注意が必要です。

日本で承認されている遺伝子組み換えの作物自体はそれほど多くなく、8種類ですが、その作物のなかの種類は増えています。例えば、大豆には何十という品種がありますが、そのなかの承認数はどんどん増えている状況です。ゲノム編集食品も知らぬ間に食べている可能性があります。

日本で承認されている遺伝子組み換え食品は「トウモロコシ、ナタネ、ワタ、大豆、テンサイ、ジャガイモ、アルファルファ、パパイヤ」の8種です。

これらの食品そのものやこれらの食品が使われた製品を買うときは、表示をよく見て、遺伝子組み換えでないものを選びましょう。ただし、多くは家畜のエサや、表示義務のない食品（たれや添加物）として流通し、外食産業でも表示義務がないので遺伝子組み換え食品が使用されているという現実もあります。それを知っておくことも大切です。

☞遺伝子組み換え食品は、いつの間にか摂取している可能性がある
☞日本では8種類の遺伝子組み換え食品が承認されている

解毒の4原則で有害物質を入れない、出す努力を

有害物質に囲まれた現代生活のなかでも、できるだけ毒を体に入れない、また出す努力はできます。次のような解毒の4原則を心がけましょう。

特に18ページからのチェックリストや、136〜138ページの表に該当項目が多い人は、これらを実行することで、体調が改善する可能性があります。

《解毒の4原則》

①有害物質をできるだけ避ける

環境、使っているもの、食べているもの、薬、ブルーライトなどをチェックし、表にあるようなものをできるところから減らしていきましょう。

②有害物質が入りにくい体にする

食生活の改善などで、皮膚・のど・腸などのバリア機能を高めましょう。それらの炎症を鎮めることが大事です。第3章の慢性炎症の項を参考に、対策を講じてください。

③解毒しやすい体にする

解毒しやすい体にするには、次のようなことがポイントになります。

●ストレスケアや睡眠で排泄機能を高める（本章の【ストレス】の項を参照）

●代謝酵素を十分働かせる。解毒に役立つビタミン・ミネラルをとる（本章の【栄養障害】の項を参照）

●体を弱アルカリ性に保つ

有害物質の多くは酸性物質です。私たちの体は、基本的に弱アルカリ性ですが、これが酸性に傾くと解毒されにくくなります。生野菜や梅干しなどのアルカリ性食品を積極的にとり、白砂糖や加工品などの酸性食品をとりすぎないようにして、体を解毒されやすい弱アルカリ性に保ちましょう。

●リンパの流れをよくする

老廃物や有害物質の排出を受け持つリンパの流れをよくしましょう。適度な運動を行うことや、全身をマッサージすることは、リンパの流れをよくするのに役立ちます。

●しっかり汗をかく

汗からも排毒できることがわかっています。適度な運動に加え、入浴や遠赤外線サウナでじっくり温まることで発汗が促されます。足浴も効果的です。湯のなかに塩やミネラルを入れると、より発汗が促され、排泄機能も高まります。

サウナや岩盤浴もよいのですが、基本的には毎日の入浴をお勧めします。入浴は、体を温めるとともに、水圧で全身をやさしく指圧するような効果もあり、血行を促すので、それによっても毒の排泄が高まります。

④①〜③に加え、解毒を手伝うものも活用する

サプリや健康食品だけに頼ることはお勧めできませんが、①〜③を行いながら、補助的に使うのはよい方法です。例えば、次のようなものが役立ちます。

●**重曹を飲む**＝アルカリ性食品の代表である重曹（炭酸水素ナトリウム）は、サプリとして市販されています。粉末状のものを薄めて飲むか、粒状のものを飲むと解毒を助ける効果が得られます。

●**ウコン、クロレラ、活性炭**＝これらも、解毒を促すことが知られています。

●**スパイス、ハーブ**＝多くのスパイスやハーブは解毒を促します。料理に使ったり、ハーブティーとして飲んだりするとよいでしょう。

●**このほか、フルボ酸、NAC（アセチルシステイン）、グルタチオン、フラボノイド、ミルクシスル（オオアザミ）、コエンザイムQ10（キュー）、αリポ酸、ホスファチジルコリン、ホスファチ**

ジルセリン、葉酸＝これらの成分にも、解毒効果があるといわれています。自分に合うサプリで解毒を促しましょう。

☞解毒の4原則は「有害物質を避ける」「有害物質が入りにくい体にする」「解毒しやすい体にする」「解毒を手伝うものも活用する」
☞重曹や、解毒を促すサプリを活用してもよい

【ストレス】

闘争か逃走のための交感神経が過緊張になる

不調との因果関係が、比較的ハッキリしているほかの原因に比べ、ストレスは自覚されにくく、軽視もされやすい要因です。しかし、ストレスは決して侮れません。
現代人が訴えるさまざまな不調のなかには、その元凶となっているストレスさえ完全に

回避できたら、ほかの対策や治療法は何も必要なく、速やかに治るものがたくさんあります。それほど、ストレスが体に与える影響は大きいのです。

多くの人は、ストレスが体に与える影響を、実際よりは軽く考えているようです。あるいは、その影響をわかっていながらも、回避できないからこそ苦しんでいる人もいると思います。

もちろん大部分の現代人にとって、ストレスを完全に回避するのは不可能でしょう。しかし、ストレスが体に与える影響を正しく知っておき、可能な限り避けたり、軽くしたりすることはできるはずです。ちょっとしたことでも、心身をかなりラクにできる場合もあります。そのためのヒントをお話ししてみたいと思います。

まず、ストレスと体の関係を把握しておきましょう。

私たちの体内で、無意識に行われている生体活動を支配している自律神経には、活動状態をつくり出す交感神経と、リラックス状態をつくる副交感神経があり、両者はバランスをとりながら働いています。

ところが、ストレスが強いと交感神経が過緊張になります。交感神経は、危険な状況のなかで「闘争か逃走するための神経」とよくいわれます。つまり、立ち向かっていくための心身の状態をつくり出したり、立ち向かえない敵であれば逃げる状況を整えたりする神経ということです。

闘争にしても逃走にしても、活動状態をつくる交感神経のほうをいっぱい緊張させる必要があります。これは、大切な体の反応ですが、本来は危機を乗り切るための一時的な反応です。現代人の場合、ストレス社会といわれる環境のなかで、交感神経の緊張がずっと続いているのが大きな問題です。交感神経の継続的な興奮は、体内に炎症を引き起こしてしまいます。

血管が収縮し、低酸素になると白血球のなかで好中球が上昇し、活性酸素種が出やすくなること、血糖の乱降下、消化不良で腸内環境悪になること、不眠やイライラなどでさらにストレスの悪化を助長するなど、さまざまな炎症の引き金をつくります。

消化不良になる理由は、自律神経のバランスが乱れて交感神経の過緊張が続くと、まず、唾液が減ります。緊張して、口のなかやのどがカラカラになった経験は誰にでもあるでしょう。これは、緊張によって交感神経の働きが強まり、唾液が減るからです。

唾液のように自覚はできませんが、実はこのときには、胃液や腸液などの消化液も減っています。そのため、消化力が低下します。同時に、胃腸の動きそのものが速くなったり、遅くなったりして調整が難しくなります。おなかをこわしたり、消化不良になったり、便秘をしたりすることもよくあります。これらによっても吸収力が低下し、栄養障害などが出てきます。（P149参照）

消化管の粘膜が弱くなり、胃酸やインスリンの分泌のバランスが悪くなって、よりいっそう栄養障害が悪化したり、血糖値が乱高下したりすることもあります。

交感神経の緊張状態により、体に炎症が起こりやすくなるのは大きな問題です。HPA軸（視床下部—下垂体—副腎系のこと。ストレスに応答する身体に備わっている脳と内分泌との関連で、多くの人間の基本的な生命活動［免疫、食べる、寝る、情動、性行動、エネルギー代謝など］に重要な役割を果たしている神経内分泌系）の不調により炎症が長引きます。

また、交感神経が緊張していると、血圧が上がって心拍数が上昇し、神経が高ぶって不眠になります。体の修復は睡眠中に行われますが、それができないため、さらに不調が長引くことになるのです。

■交感神経と副交感神経の作用

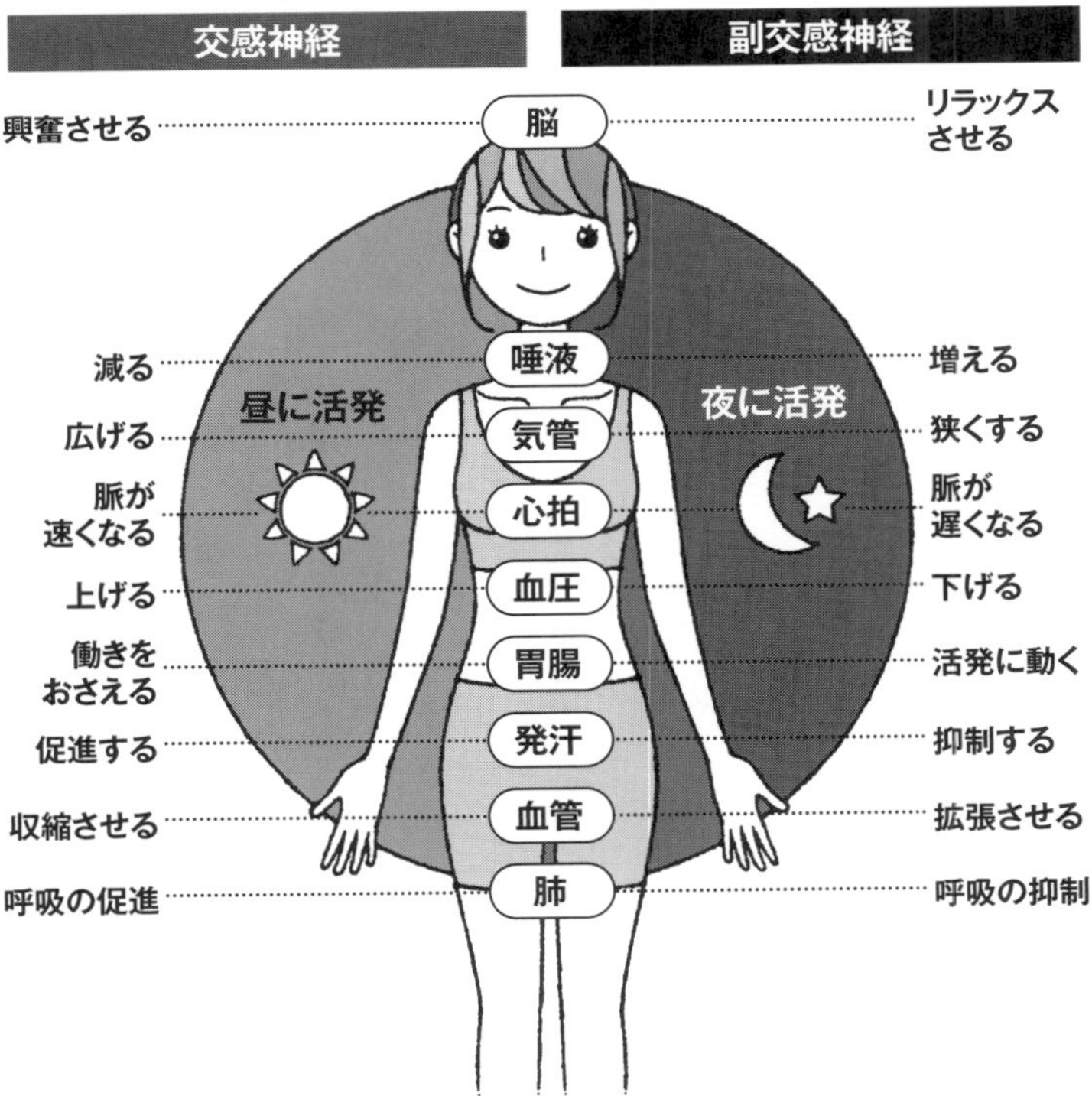

- 現代人は交感神経の過緊張がずっと続いているのが問題
- 炎症が起こりやすくなるほか、血圧が上がったり不眠になったりする

とらえ方を変えて自分に合うストレスケアを

万人に効果のあるストレスケアはありません。その人のタイプや状況によって、適切な方法が変わってきます。いろいろ試してみて、自分がよりラクになれる方法を実践していきましょう。ここでは、ヒントになりそうなことをお話ししておきます。

例えば、とてもいやな上司が職場にいて、それがとてもストレスフルな場合。

人は「考えまい、考えまい」と思うほど、余計にその考えにとらわれるものです。そういうときは「考えまい」とするのではなく、ほかのことに目を向けるほうが、いやなことから離れやすくなります。

「目の前の仕事に集中する」「休日の過ごし方を考えてみる」「子どものかわいい写真を眺める」といった小さなことでも、ストレスのもとから目をそらすのに役立つ場合があり

ます。

そして、人間は、ついつい持っていないもの、恵まれていないものばかりに目が向きやすいものです。そういったことでストレスを感じるときは、自分が持っているものに目を向けてみましょう。

例えば、肩が痛くてつらいときは、そのことばかりに目が向きがちです。そんなときは反対側の痛みのない肩や、自由に動く手足、話せる口、毎日ある排便、痛くない手足や腰など、ほかの部分にも目を向けてはどうでしょうか。持っているものや、恵まれているものの多さがわかるとつらさが少し軽くなります。

コップに半分、水が入っているとき、「もう半分しかない」と思うか、「まだあと半分もある」と思うかでずいぶん気持ちの持ちようが変わります。「まだ半分もある」と思えたら、ストレスは軽減します。

また、ついつい自分の悪いところばかり見がちですが、するとその悪い部分が実際より大きく見えてくるものです。鼻の横にニキビができて気になると、鏡で見ると実際より大きく感じられます。同様に自分にとっての不安の原因やストレスは、人生のなかではほんのちっぽけな出来事かもしれません。なのに頭のなかでは90％以上を占めてしまうなんてことにもなりがちです。

不安やストレスはゼロにする必要はありません。自分のコントロールできる範囲に収まればいいのです。少しずつでも、自分の持っている幸せをかみしめたり、視野を大きくしたりして、ストレスをコントロールしていきましょう。

ストレス源を気にしないようにしても気になってしまうもの
「持っていないもの」より「持っているもの」に目を向けよう

充実した睡眠でストレスに強い心身をつくる

気持ちの持ち方を変えるとともに、生活面でできる対策もやっていきましょう。

なかでも、睡眠はとても大切です。睡眠は自律神経のバランスを整え、脳の栄養になる物質を増やし、解毒のスイッチを入れ、体内のリズムを整え、内臓の修復や炎症を抑制してくれます。質のいい睡眠を十分にとれれば、ストレスでダメージを受けた心と体の回復も促されやすいのです（物理的な睡眠時無呼吸症候群などはしっかりと治療が必要となります）。

例えば、食物中の脂肪などを分解して吸収されやすくする胆汁の分泌が、最も活発になるのは夜中の2時です。

「朝は排泄の時間、昼は消化の時間、夜は吸収の時間」といわれるように、食物の分解は食事のあとの時間帯に行っても、吸収そのものは夜間に行われることが多いのです。それに必要な胆汁などの消化液も、多くが夜間に出ます。

その時間帯に、眠っていないどころか、重力に逆らって立ったり座ったりしていると、ストレスで受けたダメージを修復できません。しかも、その生活自体が体にとってのストレスになります。血糖値が高い人や不安定な人が、夜間、きちんと寝るだけで改善されることもあるのです。

年齢を重ねるとホルモンバランスも乱れやすく、眠りにくくなるので、その点の対策も必要です。できるだけ、夜は遅くとも22時から23時台に寝て、朝は8時頃までには、起きましょう（副腎皮質機能障害のある方は無理しないでください）。ソファーやイスで寝て、睡眠をとった気になっている人もいますが、それではよくありません。夜中は一度も目が覚めないで、ぐっすり寝るのが基本的な睡眠です。このあたりまえのことが、できていない人も多いのです。

睡眠にトラブルがある場合は、寝室を見直しましょう。寝るときは、雑音や光をできるだけ排除して、静かに、部屋を暗くしてください。

寝る前の時間帯に、テレビやパソコン、携帯を見るのはやめましょう。それらが発するブルーライトの影響で、目と脳が刺激されて眠りにくくなります。それらのスイッチや家のＷｉ－Ｆｉなどはきちんと切って寝ましょう。

寝るときの寝具やパジャマなどを、肌にやさしいオーガニックコットンや、静電気の少ない素材にしてみるのもよい方法です。

日中の過ごし方も大切です。昼に運動不足で日光

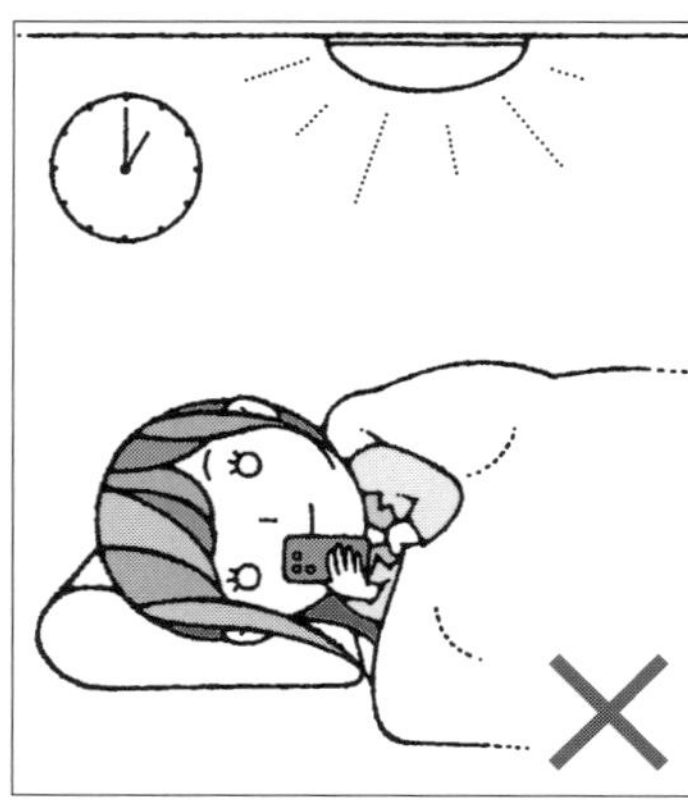

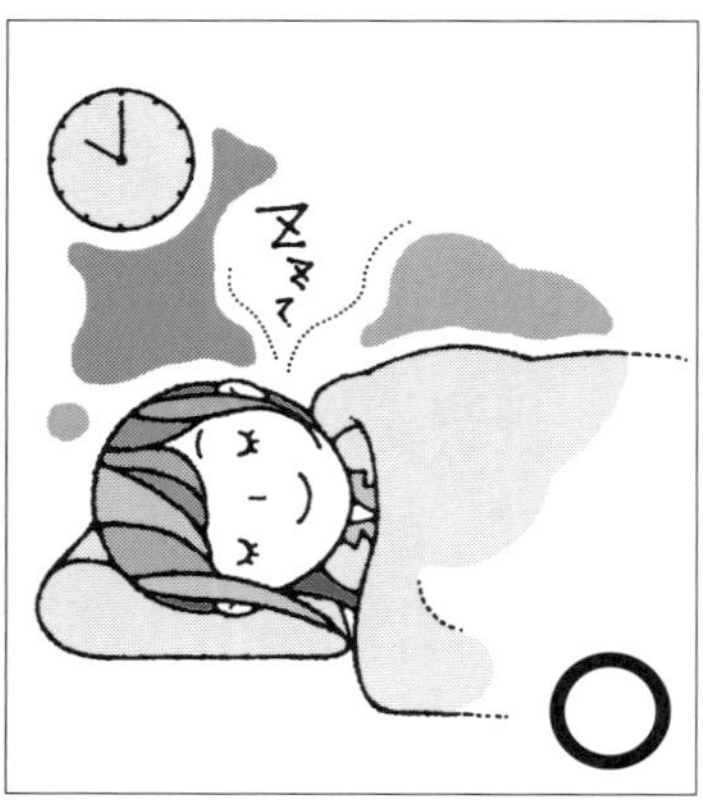

に当たらない生活をしていたり、眠れないのにコーヒーなどのカフェイン入り飲料を何杯も飲んでいたり、夜遅い夕食や夜食をとって食べすぎたりしていると、いずれも睡眠の妨げになります。

消化しきっていないのに床に就くと、眠りが浅くなるうえ、未消化物を体内に増やすことになります。夜間は消化ではなく吸収の時間なので、胃の内容物をなくしてから寝るのが理想です。それには、少なくとも床に入る3時間前には食べ終わるようにしましょう。

寝る1時間ほど前に入浴し、しっかり湯ぶねに浸かって、いったん体温を上げることも寝入りをよくするコツです。体温が上がったあと、ゆっくり下がるときに副交感神経が優位（働きが優勢になること）になり、それによって眠気が起こるしくみになっているからです。

☞きちんと寝るだけで血糖値が改善することもある
☞22～23時台に寝て、8時までに起きるのをあたりまえの生活に

自律神経を整えてストレスを緩和

夜間に激しい運動をするのは避けましょう。激しい運動をすると、交感神経が優位になり、頭が冴えて眠りにくくなります。夜間に運動をするなら、軽いストレッチなどをゆっくり行うのがお勧めです。

副交感神経と交感神経のバランスを整えるには、手の指の爪の根もとを刺激する（爪のつけ根の両角を逆の手ではさんでもむ）「爪もみ」や、温かいシャワーと水のシャワーを交互に浴びる「温冷シャワー」、乾いた布で全身をこする「乾布摩擦」なども有効です。また、ゆっくり深呼吸をして、全身にくまなく酸素を届けましょう。

これらは自律神経のバランスをとるとともに、血流を促し、リンパ管の流れもよくして、ストレスに対抗できる体づくりをサポートしてくれます。

日中の適度な運動も、自律神経のバランスを整えるのに役立つほか、血流を増やして体のすみずみにまで酸素を届

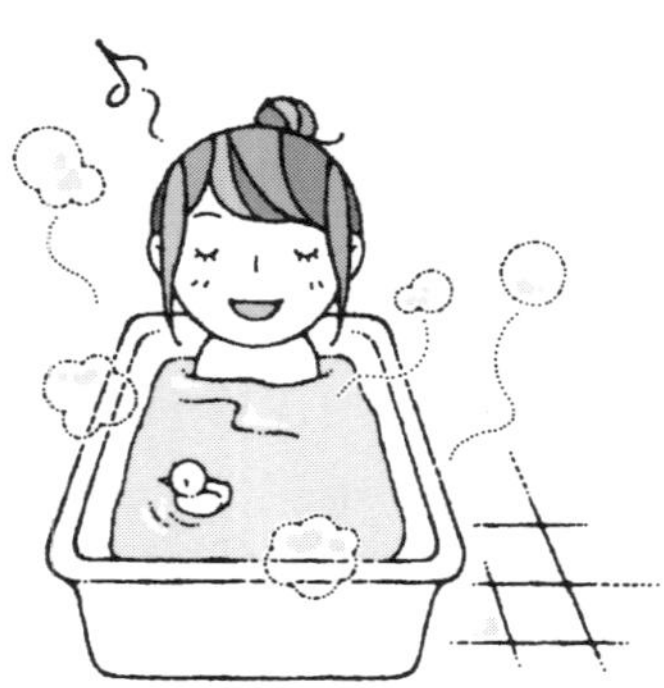

け、代謝を上げてくれます。

激しい運動のしすぎは体内に有害な活性酸素を増やし、炎症体質を招いてしまうので注意が必要です。

激しいスポーツが好きな人や、しなければならない状況のときには、運動後にしっかりカームダウン（心身を落ち着かせる）し、抗酸化物を多く含む無農薬の生野菜や果物と水分など、炎症をおさえるものを積極的にとってください。

また、前述したように（P87参照）迷走神経を鍼やそのほかの方法で刺激することは、炎症をおさえ、自律神経を整える方法としても有効です。

どうしても眠れないときには、睡眠薬に手を出す前に、ハーブやアロマなどを使ったり、メラトニンという夜間に増えるホルモンや、その材料を

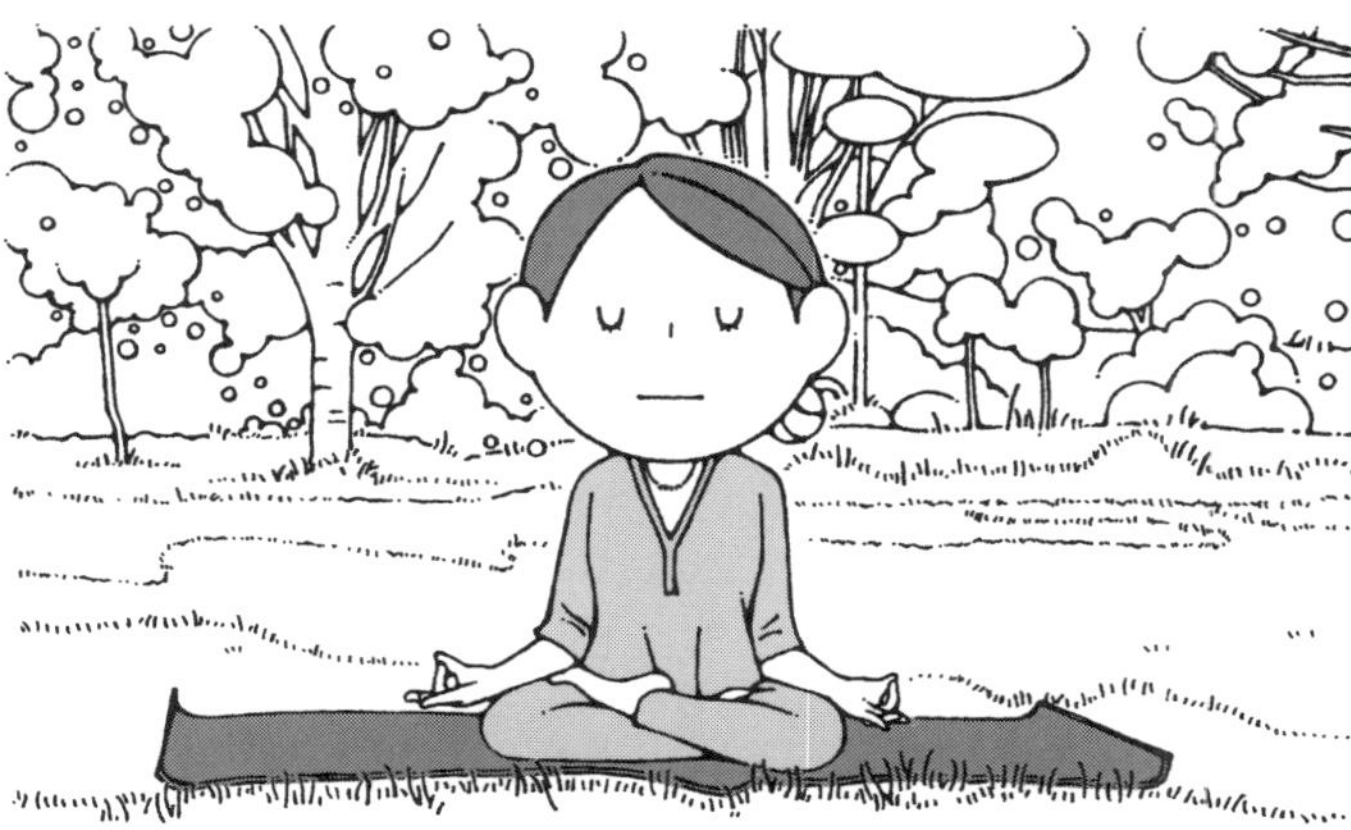

サプリで補ったりしてみましょう。

日中に外に出て日を浴びたり、セロトニンの材料になるトリプトファン（アミノ酸の一種）を、豆類や魚介類などでとったりするのがよいですが、応急的に補充したいときはそれらのサプリもあります。

メラトニンそのものは、日本では医薬品成分とされ、製造が認可されていませんが、米国などの外国ではサプリとして出回っています。そのため、輸入品はインターネットや自然食品店、一部のクリニックなどで販売されています。選ぶのが難しいと思う場合は、メラトニンのサプリを扱っているクリニックなどで相談してもよいでしょう。

このほか、メラトニンが働くときに必要なビタミンB6やマグネシウムなどをしっかり補給すること

■ストレスレジリエンスを高めるサプリメント

アダプトゲン	アシュワガンダ、ロディオラ、ホーリーバジル
HPA軸サポート	ホスファチジルセリン
自然なGABAを増やす	カモミール、L-セアニン、オロト酸リチウム
睡眠をサポートするミネラル	マグネシウム、カリウム

も大切です。これらの栄養素は、魚介類、豆類、バナナなどに含まれており、サプリもあります。

いずれにしても、メラトニンなどのサプリは応急的な方法なので、生活や食事を整えて、睡眠を促すのが基本です。

- 寝る1時間前に入浴して体温を上げておくと寝つきやすくなる
- 爪もみや温冷シャワー、乾布摩擦なども有効

好きなことをやってオキシトシンを出すのもいい

ストレス対策に、「オキシトシン」というホルモンについてもふれておきたいと思います。

オキシトシンは、脳の視床下部（ししょうかぶ）というところでつくられ、その下の下垂体（かすいたい）という部分に運ばれたあと、血中に出てくるホルモンです。

瞑想をしたり、人のために祈ったり、好きなことをして幸せを感じたりしているときに

分泌が高まります。

オキシトシンは「幸せホルモン」とも呼ばれるホルモンで、ストレスを緩和し、不安や恐怖心を減少させる作用があります。それだけではなく、免疫力を向上させたり、痛みを抑制したり、心臓の機能を高めたり、炎症を抑制する働きもあることがわかっています。


ここに挙げたストレスへの対策や、前項までに述べたさまざまな不調の原因への対策を、すぐには実行できない人もいるでしょう。そんなときは、「自分の好きなことをする」だけでも、オキシトシンの分泌を高めて、不調への対策になる可能性があります。

「何も手だてがない」「何もできない」と思ったら、なんとかして自分を喜ばせることを考えてみてください。

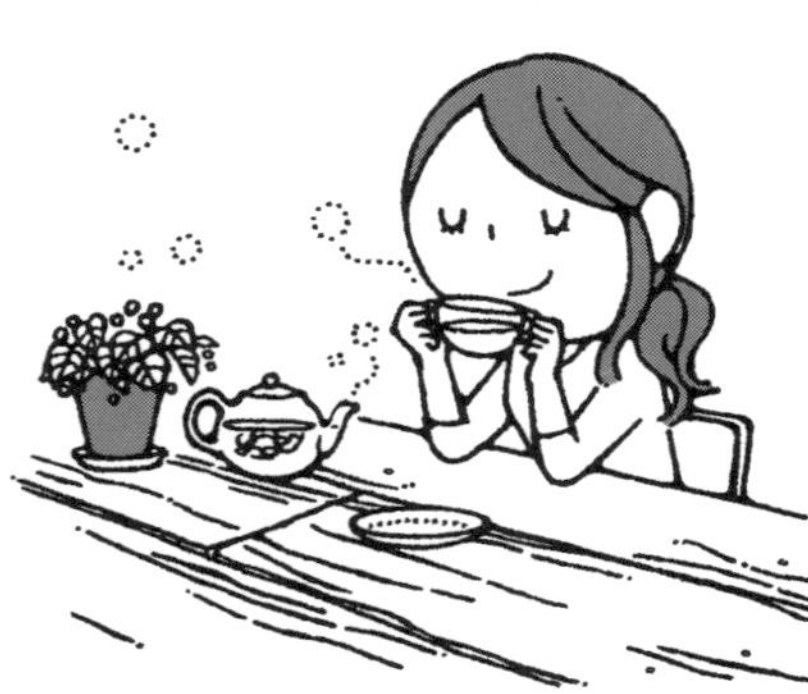

原因不明とされやすい体の慢性炎症や不調の原因は、わかってみれば「何だ、そんなこ

とが原因だったのか」というものも含まれますが、疑う目をもっていなければ、決して見えてきません。

医師でもその目をもっている人は少ないのが現状です。自分が自分の主治医となって、原因を探り、できることから対処法を試していただきたいと思います。

- オキシトシンはストレスを緩和し、不安や恐怖心を減らすホルモン
- 自分の好きなことをするだけでもオキシトシンの分泌は高まる

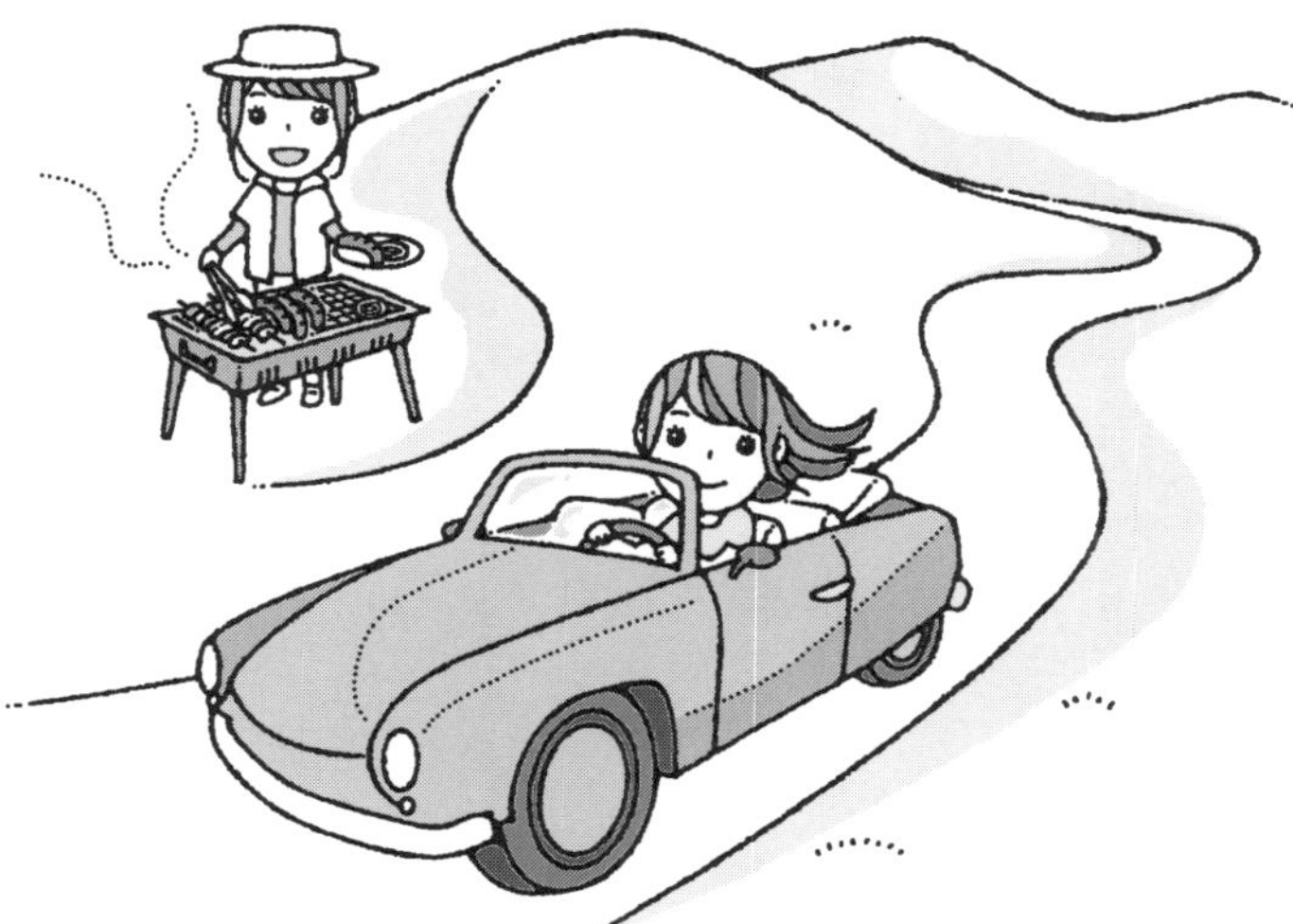

慢性炎症の改善に必要なこと

このように、慢性炎症を改善するためには、まず何が原因で慢性炎症が起こっているのかを見つけ、その原因に対してひとつずつ改善をしてあげることが根本的な治療となっていきます。

局所に炎症が蔓延していれば、その原因であるものを除去しながら炎症を改善してあげる施術なり、改善策を実行することが大切です。

例えば、上咽頭に炎症がある場合、そもそも口呼吸や口腔内環境が悪い、もしくはアレルギーや乳製品などが好きで鼻がいつもつまっているのであれば、口呼吸を改善し、口腔ケアである歯磨きや上咽頭擦過療法（ＥＡＴ）、鼻うがいを行い、アレルギー食品を避け、食生活を見直して、炎症を鎮めることが根本的な改善策となります。

腸であれば、原因となっている食事や薬を見直し、排便のリズムを整え、腸の修復に役立つものをとり、自律神経を整える睡眠や生活改善を行うことが大事です。

そして、脳にまで炎症が及べば、慢性炎症が見つかった場所の炎症の原因や改善策をひとつずつ解除し、脳の血液や炎症を引き起こすような、デジタル毒である電磁波を発生させるスマホやパソコン操作を減らし、迷走神経をサポート、脳の血流を上げてあげるような深呼吸や睡眠の確保を行うことが大事になります。

☞ 慢性炎症の根本的な治療は、原因を見つけ、その原因に対してひとつずつ改善してあげること

☞ 炎症を起こしているのが腸なのか、上咽頭なのか、脳なのかによって、見直すべき食事や生活習慣の優先順位は変わる

■迷走神経をサポートする方法

迷走神経サポート療法	**ポジティブな考え**
	腸のダメージを減らす ●消化の苦手な食べ物を減らす ●加工品・超加工品を減らす ●アルコールを減らす ●抗菌薬はなるべくとらない ●制酸剤をやめる
	温冷浴
	爪もみ、井穴刺激
	迷走神経刺激療法 ●あいうべ体操 ●EAT(上咽頭擦過療法) ●デバイス多数
	マッサージ・鍼灸
	ヨガ・太極拳
	深呼吸・瞑想
	CBD

■全身の炎症を抑制する効果のあるサプリメント

フラボノイド	レスベラトロール、うこん、ケルセチン、緑茶エキス
プロスタグランジン調整	EPA／DHA、フラックスシードオイル、オリーブオイル
抗酸化作用	グルタチオン、NAC、アルファリポ酸
制御性T細胞調整	短鎖脂肪酸、ビタミンD
肝生体反応サポート	ミルクシスル、プレバイオティックス、スルフォラファン

■免疫をサポートするサプリメント

微量栄養素	ビタミンA、C、D、E、K、亜鉛、ビタミンB、鉄、銅
粘膜サポート	ビタミンA、C、D、E、NAC、グルタチオン、抗酸化物質
血液脳関門サポート	クルクミン、カテキン、ルテイン、レスベラトロール、NAC、グルタチオン
腸内細菌サポート	短鎖脂肪酸、繊維、プロバイオティクス
腸バリアサポート	Lグルタミン、亜鉛、リコリス、ガンマオリザノール、
ニレ科(Slippery elm)	マシュマロエクストラクト
NK細胞、T細胞サポート	エキナセア、レモンバーム、マイタケ、β-グルカン
B細胞サポート	グレイプシードエクストラクト、緑茶エキス、レスベラトロール

第5章

あらゆる不調を改善する!?
身体に合った
食事法を選ぶ

さまざまある食事法

巷には、『食』に関する健康情報があふれています。私も食に関する講演会などを行うと、「何を食べたらいいですか?」「どんな食事法が一番いいのですか?」などとよく聞かれます。

慢性炎症の原因になりうる食事については前述しましたが、ここでは「どういった食事法であればより健康でいられるのか?」について、お話ししていきたいと思います。

そこで、まずは皆さんも聞いたことがある食事法についてです。

代表的なのは、糖質制限食、ケトン体食、玄米菜食、ベジタリアン(菜食主義:ヴィーガン、マクロビオティックなど)など。ほかにも、パレオダイエット、フォドマップ、グルテン・カゼインフリー食、ファインゴールドなどを聞いたことがある人もいるでしょう。

こうした食事法で、「さまざまな不調が治った」「病気が改善した」「がんが治った」などと読んだり、聞いたりして、「自分と同じような症状や病気が改善しているから、試してみよう」と思っている人もいらっしゃるのではないでしょうか。

また、家族が病気で、なんとか改善させたいからと、一生懸命に食事法を勉強されている人もいらっしゃるでしょう。

■さまざまな食事法

糖質制限食	糖質をとらないようにする食事法 （詳しくは本文参照）
ケトン体食	エネルギー源として 主に油（脂質、脂肪）をとる食事で てんかんなどの治療に有効 糖質制限食と混同されやすいが別物 （詳しくは本文参照）
玄米菜食	玄米と野菜のみをとる食事法 マクロビオティックと呼ばれるものもある
菜食主義（ベジタリアンの食事）	野菜・果物・豆類・ナッツなど 植物性の食材を主体とした食事法 さまざまな種類がある（P181参照）
パレオダイエット	糖質制限に似ているが、基本的に 原始人たちが食べていたであろう食事 （つまり、肉、魚、 品種改良していない果物、野菜） を食べるもの
フォドマップ	特定の炭水化物 特に発酵しやすく ガスをつくりやすいものを避ける食事
グルテンフリー・カゼインフリー食	小麦製品、乳・乳製品を避ける食事
ファインゴールド	サリチル酸塩（植物ホルモンの一種）や 合成着色料・合成香料などの食品添加物を 避ける食事

まずは、169ページにそれぞれの食事法について、簡単にまとめてみました。

このあと、特に糖質制限食とケトン体食、玄米菜食について、解説したいと思います。また、菜食主義についてもお話しします。

☞いろいろある健康法のなかでも、食に関するものが特に多い
☞講演会などでも食に関する質問が多く、関心が高い

本当のケトン体食と糖質制限食は違う

近年、とても話題になっている糖質制限食。最近では、まるで「糖質は敵」のようないわれ方をすることもあります。

糖質制限食といっても、制限がゆるやかなものから厳格なものまでさまざまですが、なかには、砂糖やお菓子はもちろん、パン、ご飯、うどん、そば、さらにはジャガイモなどいも類、ニンジン、レンコンなどの根菜まで「糖質を含むから食べない」という極端な糖

質制限食も見られます。

糖質をとらないので、当然、血糖値は下がります。糖を細胞に取り込むためのインスリンの分泌も少なくてすむため、糖代謝に関しては負担をかけないという側面はあります。

しかし、「肉はいくら食べてもよい」「肉の脂身であろうが、揚げ物であろうが、ウインナーであろうが、砂糖さえ使っていなければ、たんぱく質食品は種類・量を問わず食べてよい」というのが、一般的な糖質制限食です。この部分で、消化に負担をかけたり、体に害になる食品をとってしまったりするおそれがあります。さらに、肉や卵、チーズや魚などだけ食べて野菜をとらないと、有害物質であるＴＭＡＯが発生したり、代謝がうまくできなかったり、腸内環境が大きく乱れてしまう可能性があるのです。

また、厳密な糖質制限食では、糖質からエネルギーをとれないので、脂肪を分解して得られるケトン体がエネルギー源として使われます。ケトン体とは、脂肪が分解されてできる産物で、アセト酢酸、3−ヒドロキシ酪酸、アセトンの総称です。

以前は、「脳はエネルギー源として糖質しか使えない」といわれていましたが、実際には、脳はケトン体もエネルギー源として使うことができます。糖質制限の結果として、ケトン体をエネルギー源にするため、糖質制限食は「ケトン体食」と呼ばれることもあるようです。

しかし、従来「ケトン体食」と呼ばれているものは別にあります。真のケトン体食は、てんかんの治療などに用いるもので、脂肪を中心的にとり、糖質は決まった割合におさえて、エネルギー源としてのケトン体をたくさんつくるものです。脳の炎症を抑制するのが目的ですが、さまざまな健康的弊害を起こすおそれがあるので、しっかりモニタリングしながら行うものです。

典型的なケトン体食では、エネルギー源の75~85%を脂質から、10~15%をたんぱく質から、5~10%を炭水化物から摂取します。一般的な食事で理想とされるエネルギー源のバランスは、脂質30%、たんぱく質20%、炭水化物50%ですから、比べると、ケトン体食の脂質がいかに多いかわかるでしょう。(P173参照)

てんかんの人は、体に糖が入ると、それが刺激になって神経の抑制がきかなくなるため、抑制のために体内の糖を上げない食事にします。それがケトン体食です。

一般的にいわれている糖質制限食は、こうした本来のケトン体食とは目的も内容も違うので、「亜型ケトン体食」、あるいは「変化型のケトン体食」などといいます。典型的なケトン体食とは違う特殊なタイプという意味です。

糖質制限食の場合は、糖質をとらないことが目的で、脂質に限らずたんぱく質を多くとるのが一般的です。

結果的にケトン体ができる点は似ていますが、ケトン体食とは似て非なるものといえます。

☞真のケトン体食はてんかんの治療などに用いられる
☞糖質制限は「亜型ケトン体食」と呼ばれる

極端な糖質制限を行うと弊害が出る場合もある

「糖質制限食は本当に体にいいのか」「どんな人

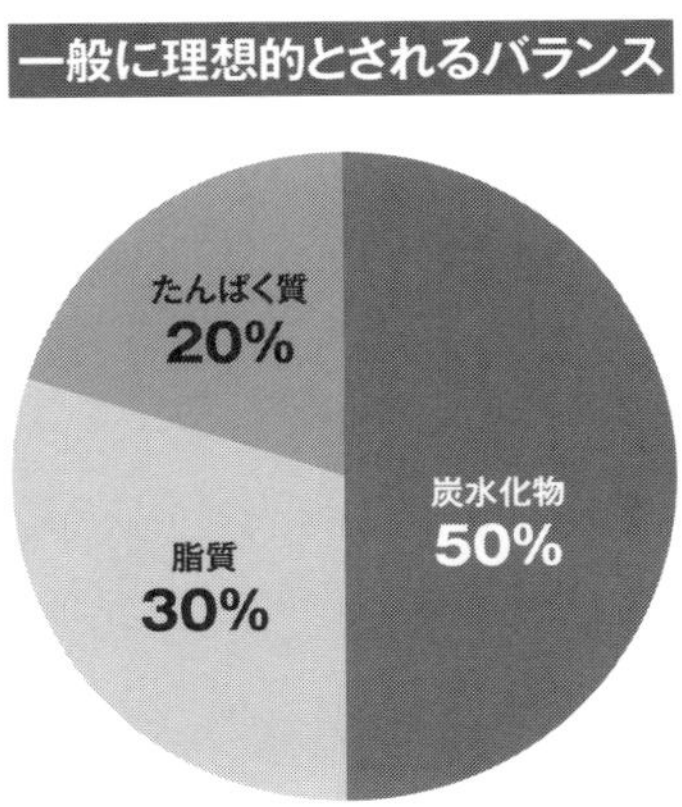

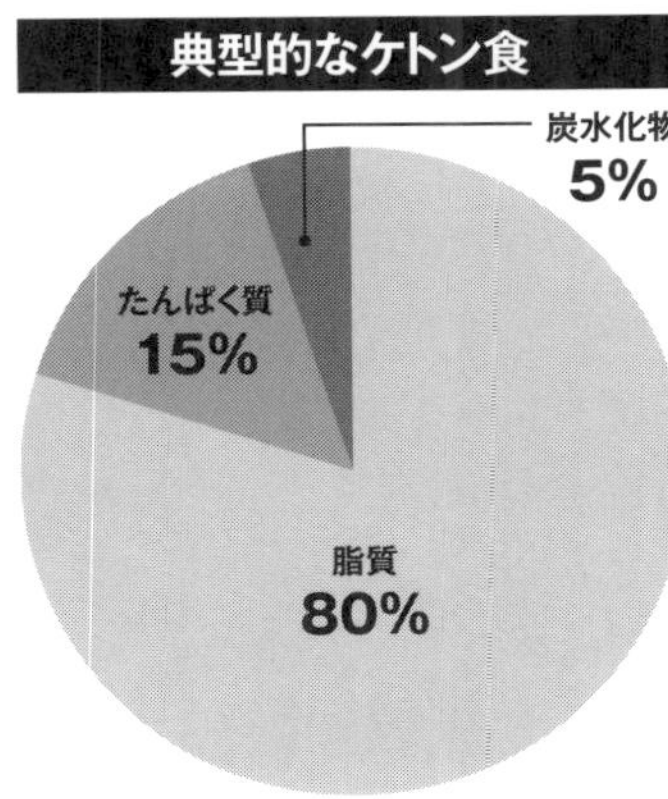

に合うのだろう」と考えている人は多いかもしれません。実際、人によって、またやり方によっては糖質制限食で体調がよくなる人も多くいます。例えば、もともと糖質を過剰にとりすぎていた人が、ゆるやかな糖質制限をし、特に砂糖を制限すると、体調は改善しやすいでしょう。

また、糖尿病や境界型糖尿病のように、糖質の処理がすでに困難になっており、例えば玄米を食べても急激に血糖値が上がる状態になっている人もいます。その場合は、糖質制限に近い形で糖質のとり方を調節するべき場合もあります。

しかし、一般的な人に厳格な糖質制限を勧めるのは極端ですし、どの糖質も大量な白砂糖同様に悪質であるかのようにいうのは間違っています。

極端に糖質を制限しすぎて、体調を崩す人もいます。また、もともとたんぱく質、特に肉の消化が苦手な場合は、糖質制限食（高たんぱく質食）で未消化物をつくる可能性も高く、消化にはエネルギーが必要で、糖質がなければ炎症の原因となる場合もあります。

また、血糖値に対しては改善効果があっても、ほかの病気にはよくない可能性もあります。実際に、糖質制限食を続けて動脈硬化が進んだ例もありました。糖質制限がすべての人に合うわけではなく、やり方によっては弊害が出る場合もあることを知っておいてください。

当然のことながら、糖質ばかりをとれば、肥満や栄養の偏りなどを招きます。昔の日本人は、糖質（ご飯と野菜がほとんど）の割合が非常に高い食事をしていました。しかし、運動量がいまとは比べものにならないほど多かったですし、食物繊維の量も多く、野菜に含まれる栄養素も高かったので、その量でよかったのです。また、肉や魚を手に入れることも困難でした。

現代の日本人は昔の日本人に比べて、大幅に運動量が減少しています。その状況で、昔の日本人と同じ糖質量でいいかは疑問です。現在の運動量に対して糖質をとりすぎている人も多いので、その意味では適度な糖質制限が合う人もいます。

しかし、すべての糖質をひとくくりにして、一律にカットするのは問題です。

重要なのは、「糖質（炭水化物）はすべて同じではない」ということです。

「ご飯（のエネルギー）は角砂糖何個分」などと説明されることがありますが、角砂糖（スクロース）とご飯（でんぷん）とは全く違います。

大量の白砂糖は炎症を起こす代表的な物質であり、有害な糖化物質をつくるうえ、血糖値を急激に上げるなど、数々の害をもたらします。そのほかの減らすべき糖質は、異性化（いせいか）

糖（コーンシロップ、果糖ブドウ糖液糖）、人工甘味料です。

一方、ご飯や根菜類、いも類は、食べすぎれば肥満を招くとはいえ、無理なく吸収されるエネルギー源で、白砂糖ほど急激に血糖値を上げず、微量栄養素なども含みます。食べすぎには気をつけながら、適量をとるほうが健康を保ちやすくなります。

例えば、ビタミンB6はセロトニンやメラトニンをつくったり、体の解毒作用を行ったりするのに必要ですが、供給源の多くは穀物です。それを完全にカットしてしまうと、精神的に不安定になったり、不眠になったりする可能性があります。

- ☞ 糖質制限が合う人もいれば、合わない人もいる
- ☞ すべての糖質をひとくくりにして、一律にカットするのは問題

極端な糖質制限で筋肉がやせ、不眠や抑うつが起こることも

糖質をとるとインスリンが出ますが、インスリンは筋肉内にアミノ酸（特に筋肉のエネ

ルギーとなる分岐鎖（ぶんきさ）アミノ酸）を取り込ませる役目もしています。

糖質を極端に制限すると、インスリンが出ないので筋肉がエネルギーを取り込めなくなり、筋肉がやせていくのです。肉などのたんぱく質をたっぷりとりながら、それが栄養素として活かせず、筋肉がやせていくという逆説的な現象が起こるわけです。

それでなくとも、糖質制限によって食事の全体量が減ってしまい、特に高齢者はやせてしまうことがあります。

また、子どものエネルギー代謝は、糖質からエネルギーを生み出す解糖系が主体なので、必ず糖質が必要です。子どもには、てんかんなどの特別な場合以外は、絶対に極端な糖質制限をさせてはいけません。糖質制限をさせられ、1年で身長が1cmも伸びなかった子どももいるので要注意です。

もちろん、糖質の質を見直すのはいいことですが、極端な糖質制限が、脳の伝達物質の働きに影響する場合もあります。

例えば、セロトニンの原材料はアミノ酸の一種です。糖質制限によって筋肉に送り込まれるはずのアミノ酸が脳に運ばれてしまうと、本来必要なセロトニンの原材料であるアミノ酸が脳に運ばれなくなります。その結果、セロトニン不足が起こり、精神的に不安定になったり、抑うつになったりすることもあるのです。

なお、糖尿病の人は、血糖値を上げないために糖質制限がよいといわれますが、注意点もあります。血糖降下薬やインスリンなどを使っている場合は、不用意な糖質制限で逆に危険な低血糖を起こす場合もあるので、もし行う場合は、必ず医師の指導を受けながら行ってください。

☞糖質を極端に制限すると、筋肉がエネルギーを取り込めなくなり、筋肉がやせていく
☞子どもには、てんかんなどの特別な場合以外は、極端な糖質制限をさせてはいけない

玄米は栄養豊富だが、食べ方によっては害になる

食事法のなかでも、古くから人気を誇るのが玄米食です。玄米は、白米よりも多くの栄養を含んでいます。特に、ビタミンB群、ビタミンE、たんぱく質、食物繊維などが、白

米に比べてかなり豊富です。ですから、栄養素を補給するにはよいのですが、そのままでは消化が悪いという弱点があります。特に、現代の日本人は胃腸が弱くなっている人が多いので要注意です。

玄米を食べたいなら、消化しやすくすることがポイントになります。

そこで、玄米を食べるときは、最低12時間水に浸け、発芽させましょう。そして、漬けた水を捨て、改めて炊いてください。発芽させると、栄養素が増えるとともに、消化がよくなります。また、玄米などの生の種子類がもつアブシジンという酵素阻害酵素も働かなくなります。

玄米を食べるときは、しっかり噛むことも大事です。玄米はたっぷりの繊維で守られているので、なかの栄養素を摂取するには、よく噛む必要があります。

ただ、いまの日本人は消化力が弱っているので、私は5分づきから7分づき米や、雑穀米もしくは白米そのものをお勧めしています。

玄米を食べて、とても調子がいい人は、続けるとよいでしょう。しかし、食べて「なんだか体調がすぐれない」と思う人は、少し中断することをお勧めします。

当院の患者さんでも、便秘をよくしようと考えて玄米を食べていたけれども、逆にやめたほうがお通じがよくなった例や、玄米食で胃腸に負担がかかっており、やめると胃腸の調子がよくなった例などがあります。

知っておいていただきたいのは、次項に挙げる菜食なども含め、食事法にはさまざまなものがありますが、残念ながら、すべての人にベストな方法はないということです。同じ食事法でよくなる人もいれば、かえって悪化する人もいます。合う食事法は、人によって、また状況によって違ってくるのです。

私自身は、患者さんによほど特殊な事情がない限り、基本的にはバランスのとれたあたりまえの食事をベースに、過剰な白砂糖、超加工品、小麦、乳製品、添加物などを避ける食事を指導しています。

しかし、そのほかの食事法も、ここに挙げたような一定の注意点に気をつけながら行い、その人が合うと感じるならよいと思います。

いずれにしても、ある程度は試行錯誤をくり返しながら、合う食事法を見つけるしかありません。しばらく続けて具合が悪いと感じるようなら、休んだり、調整したり、ほかの方法に変えたりしながら、合う食事法を見つけていきましょう。

- 玄米を食べるときは最低12時間水に浸け、発芽させてから炊くとよい
- いまの日本人は消化力が落ちているので、玄米で調子が悪くなることもある

ベジタリアンの食事は本当に健康食か？

ベジタリアンというと、一見健康そうに思えますが、さまざまなタイプのベジタリアンがいます。そして、実は栄養不足に陥りやすいグループでもあるのです。

野菜・果物・豆類・ナッツなどの植物性の食材を主体とした食事法を行うことを菜食主義といい、それを行う人を一般にベジタリアンと呼びます。菜食主義には、多くの種類があります。

やり方や選択を間違えると、栄養障害になる可能性も高いので注意しましょう。

まず、主な菜食主義の種類を挙げてみました。

●ヴィーガン：完全菜食。卵・乳製品・ハチミツも含めて動物性食品をとらない

●**オボ・ベジタリアン**：卵は食べるが、ほかは菜食
●**ラクト・オボ・ベジタリアン**：乳製品・卵とも食べるが、ほかは菜食
●**フルタリアン**：健康食としてより思想的に命を奪うという概念を避けるため、実がなっている果実やナッツ類などだけをとる
●**ローフード・ヴィーガン**：加熱しない（60度以下）で調理する菜食
●**マクロビオティック**：玄米菜食主義で加熱食を推奨
●**ホールフード・プラントベース**：食物はすべてを食べるほうが完成度が高いとして、果物なら皮や種も食べる。ただの菜食よりも栄養学的にすぐれている

栄養素のなかには、動物性食品にしか含まれていないものもあり、特に重要なのはビタミンB12と鉄です。また、たんぱく質（アミノ酸）にも、ほぼ動物性食品にしか含まれないものがあります。

さらに、前述したように栄養は細胞のなかにあるので、繊維の分解が下手な人にとっては、植物性食品だけをとることで、さらに栄養価が減少し、体の負担になります。いまの野菜自体の栄養（土の栄養）が不足しているという問題もあります。

■注意が必要な物質と食べ物

腸カビ、SIBO
豆類、繊維のとりすぎ注意

レクチン過敏症
ナッツや豆類を減らす

ナス科過敏症
ナス科の野菜 （トマト、ナス、ジャガイモ、とうがらし、パプリカ）を 減らす

TMAO上昇
赤身肉、加工肉を減らす

また豆などに多いレクチンやナス科（トマト、ジャガイモ、ナスなど）に含まれるアルカロイドなど炎症を引き起こしやすい物質を含んでいる野菜もあります。野菜ならなんでも大丈夫ではなく、人によっては合わないものもあるので注意が必要です。

そのうえ抗菌薬の使用経験があったり、更年期などでホルモンバランスが乱れていたり、農薬がかかっているものをとったりしている場合には、腸にカビの一種であるカンジダなどが増えている場合があります。

そんなときに、主に炭水化物と食物繊維でできている植物性食品ばかりをとると、この2つはカビのエサになるため、おなかのカビをよりいっそう増殖させるリスクが生じます。何度も述べていますが、おなかのカビは慢性炎症の原因のひとつです。

完全菜食を続けていると、メチオニンなどのアミノ酸も不足しがちになります。メチオニンは、体内で大変重要な反応系であるメチレーション回路に不可欠な栄養素です。この回路が十分に回転しないと、解毒ができなかったり、細胞分裂や筋肉の生成ができなかったりすることもあります。

ベジタリアンには、圧倒的にエネルギーが足りていない人も多く、栄養不良によって精神的なバランスを欠き、さらにこだわりすぎるようになることもあります。一種の摂食障害になってしまうこともあるのです。

加熱食を推奨するマクロビオティックなどでは、動物性でなければいい、精白していなければいいというところだけにこだわると、全粒粉（ぜんりゅうふん）の小麦や黒砂糖や三温糖を使った焼き菓子を過食することにも陥りがちです。

こうした焼き菓子は、砂糖や小麦といった弊害をもたらすものを含むうえ、焼くプロセスで糖化が起こっているので、ますます体に負担をかけます。

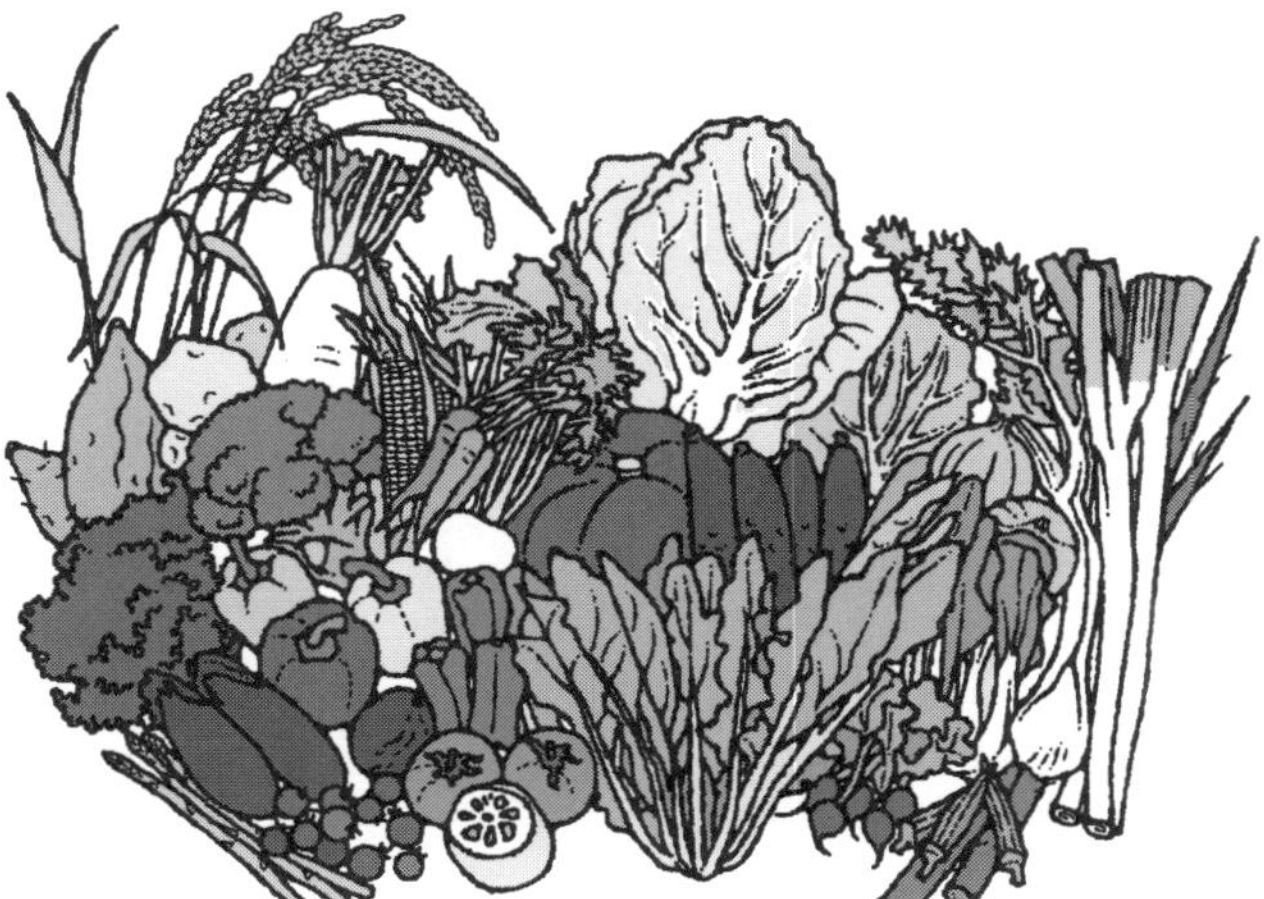

グルテンを使った代替肉を使うこともあるので、グルテンの中毒性（モルヒネ様の物質）が起こることもあります。その結果、甘いものを強く欲するようになり、全粒粉や黒砂糖を使ったお菓子ならいいと考えて中毒になり、糖代謝のトラブルが起こることもあるのです。

本来のマクロビオティックは陰陽説・宇宙とのつながりなどの精神論でしたが、現在は「生の野菜や果物を食べない」「加熱したものだけ」ということになっており、酵素が全く含まれない食事になることがあります。そして、意外と揚げ物が多いのも問題です。

一方、動物性食品には乳がんや大腸がんのリスクとなる成長因子という物質が含まれていたり、肉や肉の加工品をとると、発がん性のあるニトロソアミンという物質ができやすかったりという難点があります。そのため、肉を大量に食べすぎて乳がんや大腸がんになった人が、ベジタリアンになると、病気が改善する例も多く見られます。

しかし、健康な人がベジタリアンになった場合、最初は体が軽くなったり、消化力が上がったりしていいかもしれませんが、ビタミンB12などは5年ほどかかって不足していくので、長期にわたると栄養不足という問題が出てきます。

特にスポーツ選手などの場合は、一般人より栄養素の消耗も激しいので、栄養をしっかりとることは大事です。また、子どもは成長ホルモンが必要なので、成長期には、その材料になるアミノ酸を豊富に含む肉も食べたほうがいいと思います。当然、できるだけ良質な肉を選びましょう。

ここに挙げたベジタリアンが、すべて同等というわけではありません。ホールフードのように、野菜や果物を丸ごととるのは、栄養の質を考えると、菜食のなかでは質が高くなります。

ただし、ひとつ問題なのは、いまの日本で手に入る野菜自体が栄養不足であることです。かつてのように、ミネラルや微生物が豊富な土壌で、いい空気と十分な日光を浴びて育った、ビタミンやファイトケミカル（ポリフェノールなどの抗酸化物質）たっぷりの野菜とは大きく変わってきています。

農薬や化学肥料をまいたやせた土地やビニールハウス、水耕栽培などでできた、日光不足で栄養不足の野菜が多いのが現状です。有害物質（重金属や化学物質）の多い土地でとれた野菜だと、有害物質が野菜に含まれる可能性もあります。

こうした問題のない、本来の栄養価が取り戻されている野菜なら、ホールフードは栄養価的にすぐれたやり方といえるでしょう。

いずれにしても、厳密なベジタリアンだと不足する栄養素は出てくるので、アミノ酸などをサプリやスーパーフードでとる必要があります。

宗教的な場合は、少し話が違うので、ここでは控えたいと思います。

ベジタリアンは栄養不足になりやすい。おなかにカビが増殖することもある
日本の野菜自体が栄養不足になっていることも問題

ベジタリアンになるのは肉を消化する力がないから!?

ベジタリアンになろうと思っているわけではないが、食べているものを見るとそうなっているという人もいます。

例えば、野菜とご飯だけ、漬物と納豆のみ、ご飯と豆腐のみそ汁だけをとっているよう

な人です。一見、健康そうに見えますが、よくよく聞くと、実は「肉を食べると気持ち悪くなる」「肉や揚げ物を食べると胃がもたれる」「いつまでもおなかに食べものが残っている」などという人が多いのです。

そのなかには、胃酸の分泌が低下している人がいます。

胃酸は、よく過多の状態が問題視されますが、胃が萎縮している人（40代以上の人では過半数）では胃酸の分泌が減少しています。胃酸は食べものと一緒に入ってくる細菌や毒から、強酸で体を守ってくれています。そのため、胃酸が少ないと腸内環境が変わるといわれています。なかには、誤った治療で胃酸抑制薬を使っている人もいて、その場合はなおさら胃酸が不足します。

胃のなかで十分な胃酸が出て酸性の環境になったとき、ペプシンというたんぱく質分解酵素や、リパーゼという脂質分解酵素が活性化します。

胃酸が足りないと、この活性が行われないので、たんぱく質や脂質の分解が苦手になります。胆石のために胆のうを摘出した人や、胃を摘出している人はなおさらです。「健康のために」菜食主義やそれに近い食事をしているつもりが、実は、「胃酸不足や消化力の低下のせいで」肉が苦手だったという人もいるのです。

自分の食生活や服薬の状況を振り返り、そういう可能性がないかをチェックしてみましょう。

☞胃酸過多が問題になりがちだが、実は胃酸の分泌が低下している人もいる

☞するとたんぱく質や脂質の分解が苦手になり、必然的に菜食中心になる

第6章

慢性炎症の原因と改善の実例からわかること

【慢性炎症の原因を探り、生活習慣を変えて症状が改善した例】

●古い歯科治療後、歯根部の化膿をなくして劇的に関節リウマチが改善した70代の女性

特に基礎疾患もない70代の女性が突然膝が痛み、少し改善してきたら指や手首、肩の痛みが出てきて、関節が腫れてくるようになりました。整形外科では改善しないので、当院に来院し、血液検査の結果、関節リウマチと診断しました。

病歴をよく聞いてみると、膝の痛みが出てくるひと月前に歯から膿が出てきて歯科治療をしたとのことでした。

口腔内は根管治療をし、多くの銀歯が入っていました。

右側の指が痛み、手首の腫れが強く、少し変形しはじめているようでした。また右奥歯から膿が出ていたので、すぐに古い銀歯をとると歯根部が化膿していました。治療をするとすぐに右の肩や手首の痛みがましになりました。

すると左の肩のうずきが気になり出しました。歯科でさらに診てもらうと左の歯肉も腫れているので治療をしてもらいました。すると外した歯に肉芽(にくげ)がたっぷりついていまし

た。その翌日から左肩もラクになりました。

しかし、まだ炎症反応やリウマチのときに上がる血液検査の数値が高いままでした。自覚症状はなかったのですが、ほかの古い歯も見てもらうと歯根部が炎症を起こし化膿していました。それらの歯をすべて治療するとほとんど手首や指の腫脹は改善し、ずっと下がらなかったリウマチ因子などが低下しました。その間一度もステロイドも免疫抑制剤も使用していません。

●仕事に行けなくなる適応障害が、慢性上咽頭炎の改善で職場復帰できた50代の男性

職場のストレスが強く、職場に行こうとすると動悸、頭痛が出てくるようになりました。人間関係でも悩んでいました。

当院受診し、適応障害と診断しました。

よく観察すると彼はアレルギー性鼻炎が幼い頃からあり、口呼吸をしていました。慢性上咽頭炎がないか確認しましょうとＥＡＴ（Ｐ74参照）を行ったところ重度の慢性上咽頭炎を認めました。

ＥＡＴと自宅での点鼻、口テープをしてもらったところ、頭痛が改善しました。適応障害以前より雨の日や、疲れたときには頭痛をよく起こしていましたが、それが起こらなくなったのです。また体も軽くなり、気持ちも前向きになりました。

もとの職場に戻っても大丈夫そうだと本人から提案があったので、慎重に職場復帰をしてもらったところ、動悸もおこらず、頭痛もなく、疲れにくくなり、１年経過を診ましたが、問題なく職場復帰できました。

●アトピー性皮膚炎を改善したら慢性疲労も改善した40代の男性

子どもの頃からアトピー性皮膚炎がありました。就職してから全身に広がるようになり、皮膚科でステロイド外用を処方され塗っていましたが、塗ったときだけよくなり、やめると悪化する、を繰り返していました。脱ステロイドを自分で行うと、全身浸出液だらけになり、身体もだるく、１日中疲れて、朝起きられず、夜はかゆみで寝られず、どうしようもなく当院を受診されました。

食事は玄米菜食を自分で行っていました。

まず、腸カビが認められたため、食事や環境のカビ対策を行い、ステロイドを短期間（トータルで3ヶ月）しっかり外用し、徐々に離脱してもらいました。

すると、夜が眠れるようになり、朝起きやすくなりました。また血糖値の乱高下もなくなり、日中の眠気や炎症が改善したため身体もラクになってきました。

少し無理するとアトピーが出てくるのですが、全体的にほぼステロイドの外用も使わずにコントロールできるようになり、職場復帰し、働けるようになりました。

●ぜんそくの原因は住居のカビによる腸カビだった20代の女性

IgA（アイジーエー）腎症があり、慢性上咽頭炎の治療を行っていた20代の女性の例です。他院でEATを受けたところ腎臓病は改善し、以前はあった尿からの潜血（せんけつ）（尿に肉眼で見てもわからない程度の血液が混じること）も消えました。

ただし、持病としてぜんそくがあり、1年ほど前からぜんそく症状が出現しはじめました。ぜんそく症状にも慢性上咽頭炎が関係していることが多く、EATでよくなる例もしばしば見られるため、続けてEATを行いました。しかし、毎週のようにEATに通っても、症状はよくなりません。

「もしかしたら慢性上咽頭炎が再燃（病気の勢いが再び高まること）して、ＩｇＡ腎症も悪くなっているのではないか」と疑い、改めて腎臓の検査を受けましたが、結果は異常なし。その頃には、上咽頭炎のサインとされる、ＥＡＴに伴う出血も見られなくなっていました。

そこで、ＥＡＴを行っている当院に、改めて腎臓のことも含めて相談に来られました。よく問診をすると、この方は1年前に引っ越しをしていました。

引っ越した先は古い建物で、湿気が多かったようです。なおかつ、慢性上咽頭炎のことを気にしすぎて、「乾燥させてはいけない」と、一切窓を開けず、ずっと加湿器をつけっぱなしだったとのことでした。

また、ご主人の体調も聞いたところ、引っ越して以来、食後にやたらとおなかが張り、下痢をするし、疲れやすいとのことでした。

話を聞いて、おなかにカビが繁殖している可能性が高いと思われたので、検査をしたところ、カビのサインがありました。そのため、カビ対策として、毎日必ず窓を全部開けて換気するようにし、食事も「砂糖や糖質、加工品を減らす」「発酵食品をとりすぎない」

などに気をつけてもらいました。

すると1ヵ月後、咳は治まり、体調もよくなってきました。ご主人のおなかの張りや下痢、疲れやすさも改善したとのことでした。

EATというよい治療法に出会えたのはよかったのですが、腸に炎症が起こっていたのです。見逃しやすいのですが、住環境の問題は重要です。

●腸の炎症を改善して、自閉症症状が改善した5歳の男児

3歳時に自閉症スペクトラムと診断されました。目合わせもなく、じっと座れずに、いつも手をこすり合わせています。

言葉は出るのですが、会話にはならず一人でずっと映画のシーンを再現しています。触られるのがいやで、診察も抵抗します。

まずおなかを診るとパンパンで、ガスがたまっているのがわかります。聞くと排便は1週間に一度あるかないかで、浣腸をその都度してなんとか排便を出している状態でした。

パンが大好きで、アイスクリームやプリンも大好物でした。

まずパンと乳製品を控えてもらいました。そのほか原始反射をなくす刺激などもしてもらいましたが、ひと月後排便が3日に一度は自分で出せるようになりました。おなかのマッサージを加えて、少し消化を助ける消化酵素を処方したところ、ふた月目には排便は2日から1日に一度、自力で出せるようになったのです。

そして何より、椅子に座って診察をさせてくれるようになり、「ようこせんせい」といって抱きついてくれるのです。そして手をこすり合わせる動作はほとんど行わなくなっていました。

その後ほかの治療を追加しましたが、腸の炎症の改善だけでもかなり症状全体の改善が認められました。

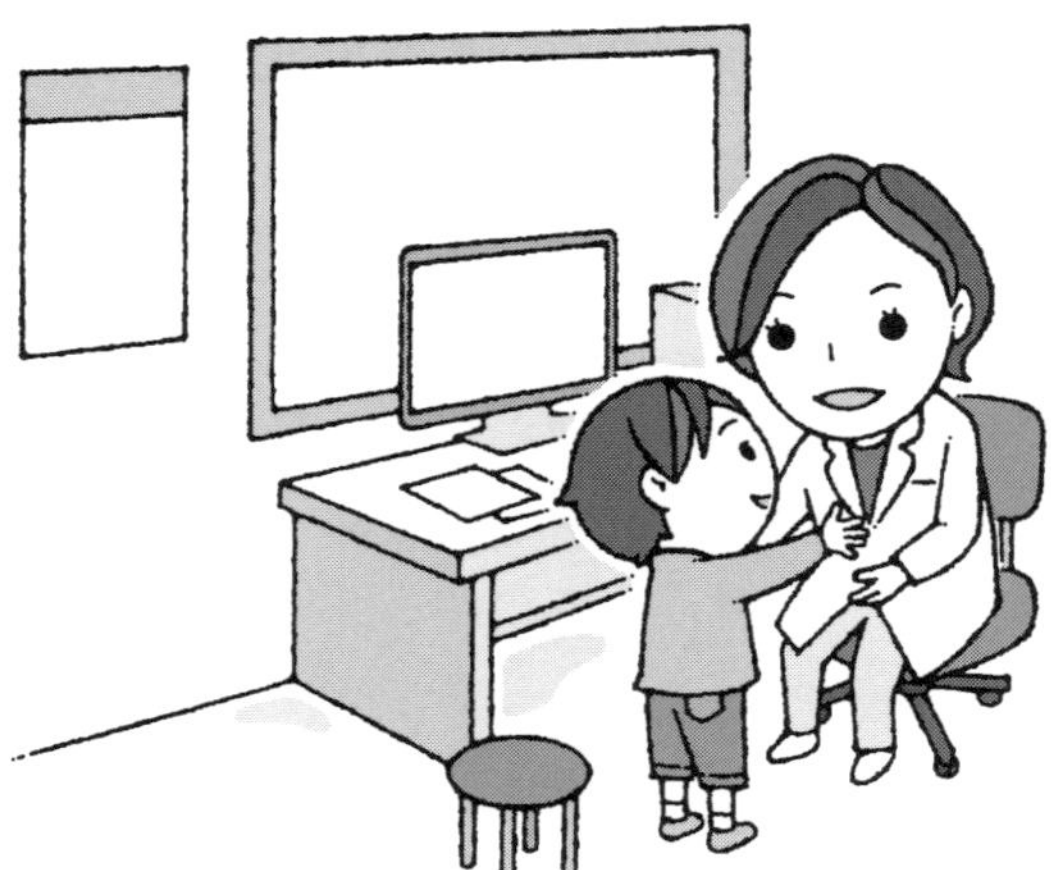

●後鼻漏の原因は亜鉛不足だった30代の女性

他院でEATを1年近く行っても、若干よくはなるものの、後鼻漏が改善しなかった30代の女性の例です。

血液検査をしてみると、亜鉛が不足していることがわかりました。

亜鉛は体内で働く300種類以上の酵素の補因子であり、細胞分裂や胃酸の分泌など、多岐にわたる作用を手助けしています。粘膜が弱くならないようにし、免疫力を維持するのにも大切なミネラルです。

これらのことを説明し、亜鉛をはじめとするミネラルを水やスープでとる方法（P120参照）などを勧めたところ、後鼻漏が徐々に改善していきました。

炎症を起こしていると栄養の吸収が悪くなったり、消耗して栄養不足を引き起こしていることがあります。それによりさらに炎症や消化吸収を悪化させてしまうのです。また、ミネラルは、もともと吸収が悪く、摂取しにくい栄養素です。不足しているなら、ミネラル薬やサプリでとればいいと思うかもしれません。しかし、不足している人ほど、錠剤やサプリを飲むと気持ち悪くなることがあり、吸収もよくないので厄介です。

少し遠回りに思えても、水やスープでじっくりとる方法がお勧めです。もちろん、合うサプリは使用してかまいません（より有効な場合もあります）。

●運動後の「プロテイン」が問題だった70代の女性

トレーニングジムで、30分ほどの運動を続けていた70代の女性の例です。健康のためにと運動をしているのに、なぜか「疲れがとれない」「顔色が悪い」「おなかの調子が悪い」「運動しても、逆に筋力が落ちていく」などの症状に悩まされるようになり、来院されました。

食事や生活などに関していろいろ聞いてみたところ、特に大きな問題は見当たりませんでしたが、ひとつひっかかる点が出てきました。

そのジムでは、いま話題の「フレイル」（高齢者の虚弱状態）を防ぐために効果的なものとして、プロテインサプリ（以下「プロテイン」）を売っているらしいのです。プロテインは、たんぱく質を補給する目的でつくられている粉末食品で、通常、水や牛乳に溶かして飲みます。

運動後に、筋肉の材料になるたんぱく質を補給すれば、筋肉増強に役立ち、フレイル予防になるということで、勧められているのでしょう。

運動とプロテインは、この業界ではセットで考えられているようで、この方に限らず、スポーツジムで勧められたという患者さんの話をよく聞きます。なかには、くり返し強く勧められるので、断るのに疲れてジムをやめたという人もいるほどです。

意志が強くて断れる人以外は、勧められれば買って飲むでしょう。

それが体に合っていればよいのですが、合わない場合もあります。この女性の場合がそうでした。

プロテインは、成分の記載をよく見ると、牛乳のたんぱく質であるホエイか、大豆のプロテイン

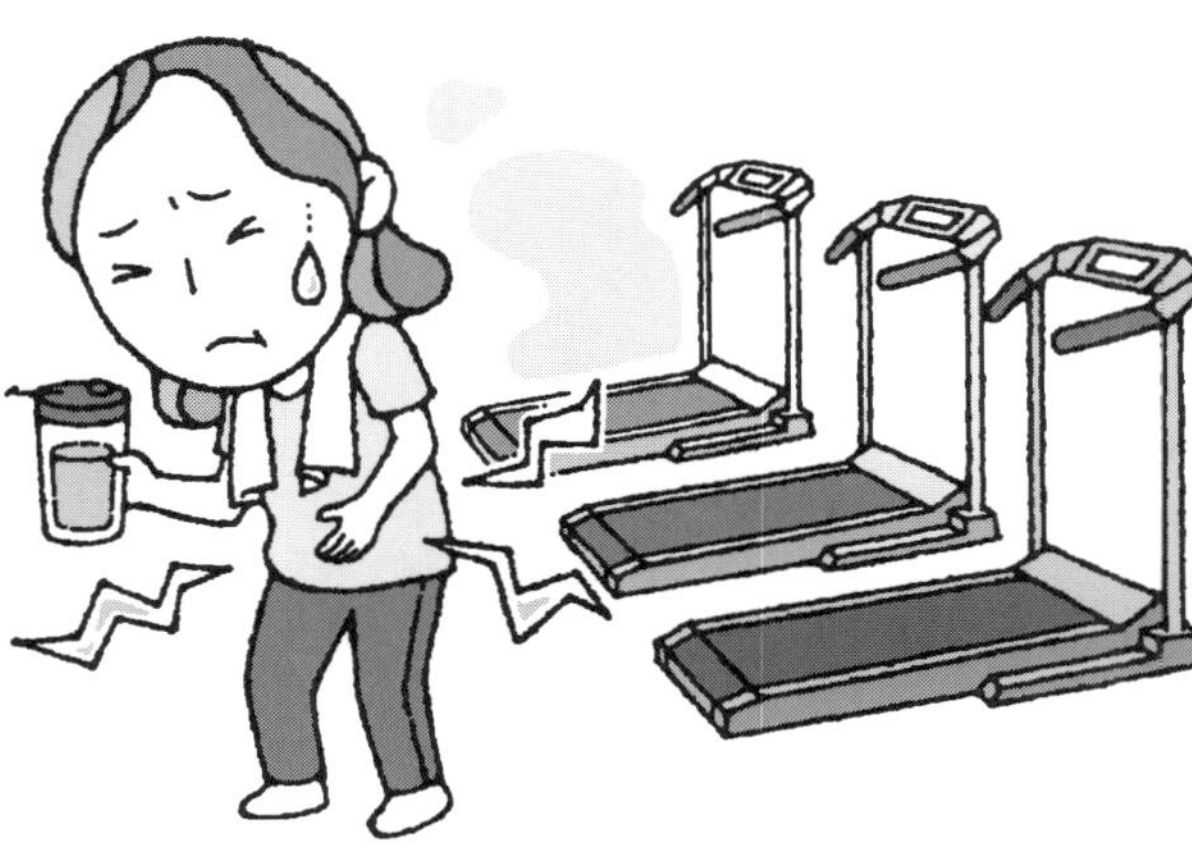

か、もしくはその両方が入っているものが多いです。こうした食品成分は、食事などで適量をとる程度なら問題ありません。しかし、たんぱく質に特化した食品であるプロテインとなると、かなりの量をとることになります。

たんぱく質は、ほかの栄養素より消化に手間がかかるので、そんなに大量にとると、消化に負担がかかります。健康づくりに役立つとはいえ、運動をすると、一時的に消化機能は低下します。ハードな運動をすると、有害な活性酸素が生じ、それを消すために酵素が使われるからです。

そんな状態になっている運動後にプロテインをとると、ますます体に負荷がかかります。もともと消化力がそれほど強くない人や、ホエイに対する食物不耐症（特定の食品に対する拒否反応）を起こすものを持っている人は、腸に炎症を引き起こします。

これらの説明をしてプロテインをやめると症状はすべて治まりました。

●健康のためにとっていたアーモンドが頭痛の原因だった40代の女性

原因不明の頭痛が続くため、来院された40代の女性の例です。よく話を聞くと、少し前にテレビ番組で「1日にアーモンドを8個食べるとよい」と勧めているのを見て、毎日8個とりはじめたといいます。

そこで、食物不耐症の検査をすると、アーモンドに対する強い反応があることがわかりました。そこで、アーモンドをとるのをやめたところ、頭痛がなくなりました。

健康にいいといわれる食品でも、体質によっては不調を引き起こします。「すべての人が、どんなときにとっても健康にいい食品」というものはないので、自分の体質や状態に合うかどうかを、見極めながらとることが大事です。この場合は、アーモンドがアレルギーという炎症を引き起こしていました。

見極め方としては、体調が悪くなりはじめた頃、何かはじめたことがないか、見直してください。たとえ体にいいといわれてはじめたものでも、害になることがあります。

アーモンドの除去で頭痛は改善しました。

●一度よくなったうつ症状が、合わない少食・菜食で再発した30代の女性

抑うつ症状に長く悩んでいた30代の女性の例です。この方は、他院でうつや自律神経失

調症など、いくつかの病気の診断を受け、さまざまな治療を受けてきていました。それでもよくならなかったため、来院されました。

当院での検査で、おなかにカビがいることがわかりました。抗生物質などで腸内細菌のバランスが崩れたうえに、質の悪い糖質の過剰摂取などの条件が加わると、おなかにカビ（カンジダなど）が増殖し、心身の不調をもたらすことがあります。

そこで、食生活を改善しながら、おなかのカビに有効な最小限のサプリをとることをお勧めしたところ、症状がほぼよくなりました。

通院されなくなり、以後も体調のよい状態が続いているのだろうと思っていたところ、半年後に再び来院されました。「自分なりに工夫もしていたのに、また調子が悪くなった」とのことでした。

聞けば、体調がよくなったので、さらによくしようとインターネットで健康情報を調べ、「少食・菜食」がいいと考えて実行したそうです。朝食を抜き、野菜を主体にした食生活をしていたとのこと。

過食が続いて太っている人などであれば、「少食・菜食」が健康づくりに役立つでしょうが、この方はもともと過食ではなく、体型もやせ型でした。精神・神経活動に不可欠な神経伝達物質の材料であるアミノ酸（たんぱく質の構成成分）や、代謝を司る酸素が働くのに必要なビタミン・ミネラルが不足していて、それが抑うつの発症にも大きく影響していました。

おなかのカビへの対処法として、質の悪い糖質は控える必要がありましたが、そのほかの栄養素は不足していたので、少食・菜食は向いていなかったのです。しかも、菜食にすると、食物繊維も含め、食事全体がほぼ糖質になるので、カビの増殖を促してしまいます。

改めてそういった説明をすると、理解してくださり、もとのバランスのとれた食生活に戻しました。すると、1ヵ月後には、ほぼ症状が消えて元気になりました。

このように、健康に対する向上心が裏目に出て、かえって体調を崩すこともあります。調子がよいときは、「もっとよくしたいから別のことを」などと考えず、完全に回復するまでは、そのままの食事や生活を続けることが重要です。

食事法をはじめて、数週間で症状が改善することがありますが、もともと腸のトラブルがある人の慢性症状の場合、腸の修復に2～3ヵ月必要になります。さらに、十分栄養状態が回復していくまでの期間は、半年程度と見ていたほうが賢明です。

せっかくよくなりかけたところで、焦ってほかの方法を〝つまみ食い〟するよりも、効果があったら、半年はそのまま頑張ってみましょう。逆に、2～3ヵ月やって効果が見られないなら、ほかの方法に切り替える目安の時期といえます。慢性炎症の改善にはゆっくり時間をかけて待つことも大事です。

●「腸のために」ととっていた乳製品が不調のもとだった60代の女性

長年の便秘に悩んで来院された60代の女性の例です。

普段の食事について聞くと、腸にいいものをとろうとして、乳酸菌飲料やヨーグルトを、毎日欠かさずとっていました。便秘の対策としてだけでなく、「乳製品は体にいい。骨を丈夫にする」という思い込みもあり、習慣的にとっていたようです。

牛乳・乳製品に含まれるカゼインなどのたんぱく質は、実は人間の腸では消化されにくい成分です。特に牛乳のたんぱく質の80％を占めるカゼインはα型というタイプで、人間はこれを消化する酵素を持っていません。生の牛乳には、その分解酵素が含まれますが、市販の牛乳は加熱してあるので、酵素は働かなくなります。

そのため牛乳のカゼインは、人間には非常に消化しにくいものなのです。それを習慣的にとると、腸に負担がかかり、下痢や便秘を招くことがあります。この女性の場合も、腸のためにと思ってとっていた乳製品で、かえって便秘を悪化させていました。

そのうえ、乳酸菌飲料には、かなりの糖分を含むものが多く見られます。たんぱく質と糖が結びつくと、動脈硬化や老化を促進させる糖化物質（ＡＧＥｓ（エージーイー））というものができます。乳酸菌飲料は、製品によっては糖化物質が多いものがあり、それを習慣的に飲むと、動脈硬化などを促進するおそれがあります。

また、特に中高年の方々は、「骨を丈夫にする」という目的で乳製品をとっていることも多いようです。しかし、実は乳製品を多くとると、骨を丈夫にするどころか、骨のカルシウムが溶け出してしまいます。

また、日本には、牛乳に含まれる乳糖を分解できない体質の人も多く、そのことによっても、牛乳・乳製品は腸に負担をかけます。

牛乳のカゼインからは、脳内でモルヒネ様の作用をして、牛乳・乳製品に対する一種の中毒症状を起こす物質（エキソルフィン）もできることがわかっています。すると、やめられなくなって、毎日とってしまうことにもなります。

そのため、牛乳・乳製品をやめてもらうと腸の調子がよくなりました。

●極端な糖質制限で疲労や落ち込みが起こった50代の男性

もともと太っていて、メタボリックシンドローム（以下「メタボ」）といわれていた50代の男性の例です。

メタボには糖質制限がいいと聞いて、自分なりに調べたやり方で糖質制限をはじめました。ご飯や根菜を含め、すべての糖質を控え、一生懸命に肉を食べはじめたのです。その結果、体重は多少落ちたものの、非常に疲れやすくなり、筋肉は減少し、精神的にも落ち込むようになりました。サルコペニアになったのです。

極端な糖質制限をやめ、バランスのとれた食生活に戻すことで、炎症が改善し、体調がよくなりました。また、適度な運動ができるようになり、筋肉が少しずつ戻ってメタボも改善できました。

【有害物質やストレスがさまざまな不調を招いた例】

●シックハウス症候群でぜんそくと発達障害が悪化した30代の女性と4歳の男児

「自閉症スペクトラム（対人関係が苦手・強いこだわりといった特徴を持つ発達障害のひとつ）」と診断され、ほとんど言葉が出なかった4歳の男児と、そのお母さんの例です。お母さんはぜんそくを持っており、その診察も受けたいとのことでした。

お母さんは特に咳が続いてのどが腫（は）れ、「舌がヒリヒリする」「筋肉が緊張しやすい」などの不調を訴えていました。

問診していくと、この一家は新築の家に住んでいることがわかりました。

また、食生活について聞くと、クッキー、パン、ラーメン、ウインナーなどの小麦、超加工品、砂糖類などが多い状況でした。そこで、まずは食生活の改善を行っ

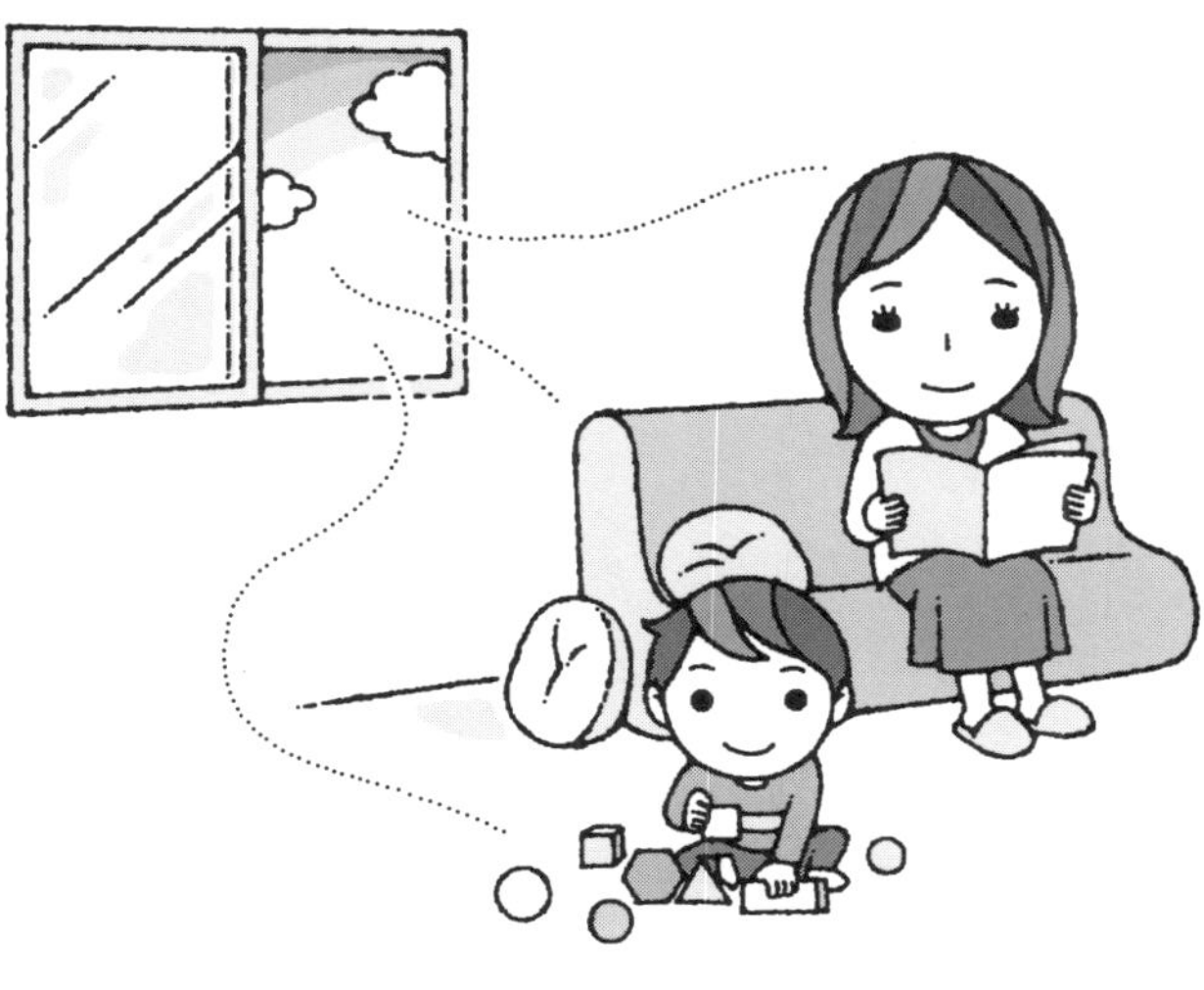

たところ、少しずつ息子さんの症状は改善していきました。

同時に、お母さんには、家の換気をしっかり行うことと、可能なら実家などの避難場所があれば、「しばらく住む場所を替えてみてください」とお願いしました。

問診の内容から「シックハウス症候群」の疑いがあると思われたからです。シックハウス症候群とは、建材や家具などに含まれる化学物質に反応して炎症を起こし、不調を起こすもので、特に新築の家に住みはじめたときに起こしやすいのが特徴です。

別のところにしばらく住んだ結果、大幅に症状が改善しました。結果的に、お母さんはシックハウス症候群であり、息子さんも自閉症スペクトラムの症状が、シックハウス症候群の影響で助長されて、落ち着きがなくなっていたと診断されました。

引っ越しまでをお勧めしたのではありませんが、ご本人が決意され、とりあえず古い家に移りました。その結果、シックハウス症候群は劇的に改善し、息子さんは言葉もほぼ年齢並みに出るようになり、ほとんど問題ない成長が見られました。

ところが、お母さんはその後、今度は家のカビの影響から、ぜんそく症状が再発しました。そこで、換気をしっかり行い、ＥＡＴを行うことで改善できました。

シックハウスや家のカビのほかにも、その土地に、工場からの排水などによる土壌汚染がないか、高圧電線の近くではないか、騒音や振動がひどくないかなどを調べて、住居を選ぶことが大切です。

●食事指導がストレスになっていた50代の女性

とてもまじめな患者さんで、子宮がんが見つかった際に、食事を見直したいといって来院されました。そこで、砂糖類や乳製品や加工品を避け、できるだけ手作りの料理やバランスのよい食事をとるようにと、一般的な食事の注意をお話ししました。

ところが、もともとまじめでストレスを抱えやすい方だったため、細かいことが気になりはじめ、何をとったらよいかわからなくなってしまったようです。

すべての食材に対して、疑問を感じて不安感が増してしまい、もともとあった不眠がさらにひどくなったようでした。それらがわかったので、この患者さんに関しては、一切の食事制限を解くことにしました。

最初は不安もありましたが、もともと暴飲暴食をする人ではなく、お菓子ばかり食べるということはありませんでした。子宮がん自体も、働きすぎや、座りっぱなしの生活で体を冷やしたことなどが大きな原因でした。

食事の注意で、かえって交感神経の過緊張になっていると判断されたので、「何をとってもいいですよ」と伝えたところ、逆に元気になって体調がよくなっていきました。その状態で、安心して手術を受け、いまも元気に過ごされています。食事が炎症のもとになる人もいれば、ストレスが炎症を引き起こすこともあります。

●上司や伴侶によるストレスが不調のもとだった50代の男性

この方は、職場で自分を目の敵にしている上司がいることに悩んで、職場に行こうとすると頭痛、発熱、吐き気がするようになりました。その時期に来院されたので、仕事を休むことを提案しましたが、「休めない」とのことでした。

上咽頭炎のチェックをすると陽性だったため、その治療法であるＥＡＴを行ったところ、頭痛、発熱、吐き気は治りました。

その後、仕事を休めることになったものの、今度はだるさや気分の落ち込みが続くようになりました。よく話を聞くと、休んで家にいると奥さんに責められるというのです。そこで、今度は夫婦関係の見直しを指導し、とりあえず仕事に行って、奥さんから責められないようにしました。

こういうときの対処法は、ケースバイケースで、協力的な奥さんなら一緒に受診していただいて協力してもらいます。このケースは違ったので、「奥さんにわかってもらおうと期待しない」という気持ちの切り替えをしていただきました。

すると、会社に行っても前のような症状が起こることはなくなり、夫婦関係も改善されて、よい状況に落ち着きました。

すぐにストレスのもとを排除できる人はめったにいません。まずはできるだけ体を整えたり、気持ちを切り替えたりすることが必

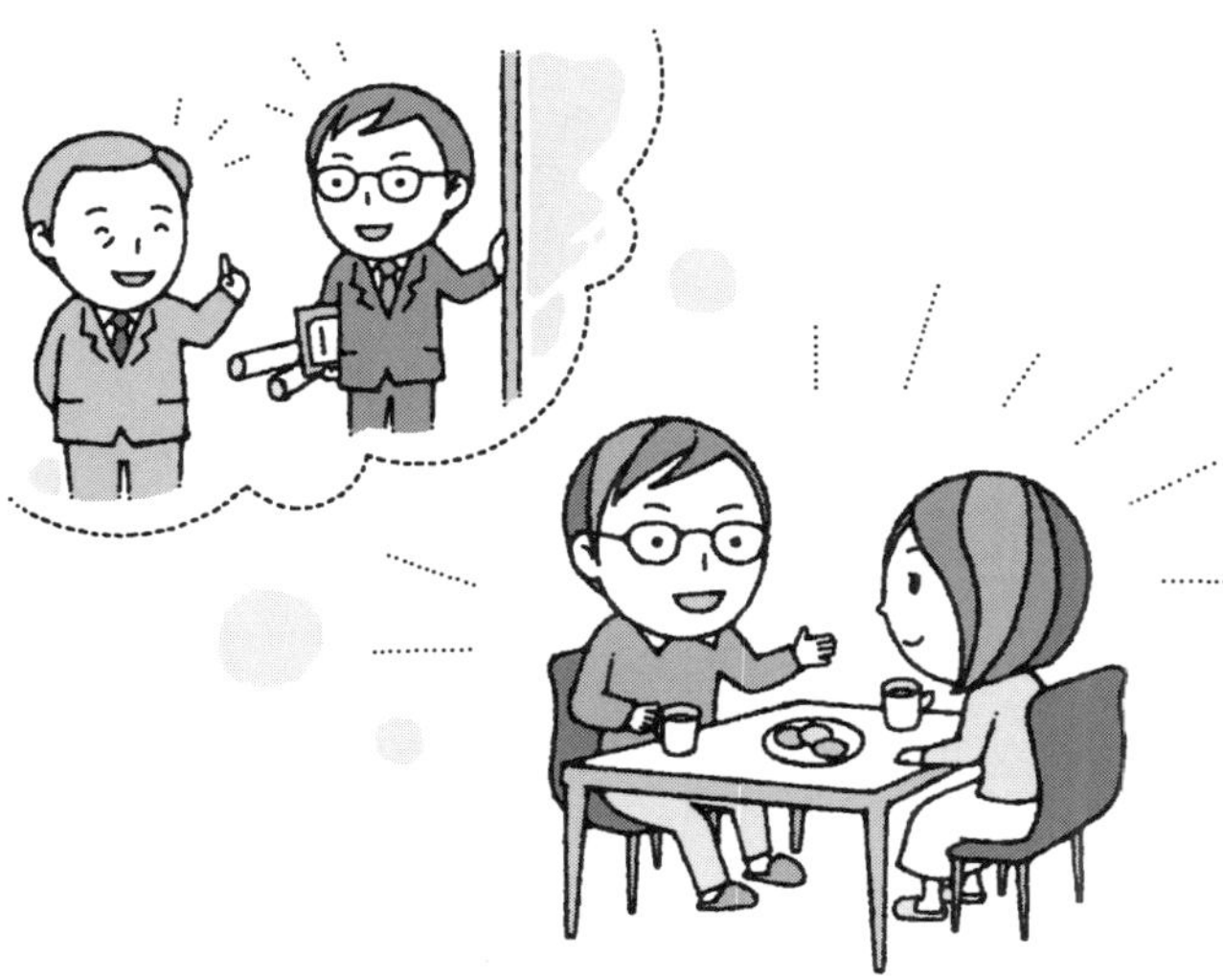

要になります。それが、自分の心身のために必須だと知っておきましょう。

●職場のストレスに気持ちの切り替えで対処した40代の男性

頭痛やめまい、胸やけ、吐き気などがあり、「どこの病院に行っても、検査を受けても、異常がないといわれる」と訴えて来院されました。他院では胃薬が出るだけで、胃薬を飲むと胸やけが少しよくなる気がするが、基本的には変わらないとのことでした。

症状が現れる少し前から何かなかったか聞いたところ、同僚に態度が悪い人がおり、挨拶もせず、連絡もメモのやりとりだけですませるといいます。自分のほうが年上だからと、気をつかって声をかけても、とても嫌そうな態度をし、それが1年以上も続いているというのです。

話を聞くと、その人は職場のほかの人にも同じような態度だといいます。そこで、「あなたは何も悪くない。あなたのやさしさはわかりますが、その人には、会話などをしないいまの働き方が快適なのだから、そっとしておきましょう」と話しました。

すると、とてもホッとされ、薬も使わず、すっかり症状がなくなりました。もともと、慢性上咽頭炎があり、治療を終えていたのですが、強いストレスによって再燃したようでした。ＥＡＴを行い、さらにこのようにとらえ方を変えることによって、ストレスが軽減でき、不調がとれる場合もあります。

●サプリに頼りすぎてさまざまな不調に襲われた30代後半の男性

疲れやすくて血圧も高め、寝不足も続いていた30代後半の男性の例です。営業職のため、そんな状態でありながらも、ほぼ毎晩、お酒を飲み歩いていました。そこで、生活改善をする代わりに、サプリを大量にとっていました。

サプリをとれば、「生活改善をしなくてもよい」という安心感を持つ人は多いものです。しかし、そのまま飲酒や寝不足、ましてや喫煙などを続けていると、動脈硬化が進み、心筋梗塞（突然、心臓の血管がつまり心臓が壊死する病気）や脳梗塞（脳の血管がつまる病気）といった重症の脳心血管障害を起こす危険性が高まります。

こうした病気を発症してしまうと、血管拡張術や、同時にステント手術（狭くなった血管を拡げるための器具を血管内に挿入する手術）が行われます。

すると、再狭窄を防ぐための抗血小板薬、高脂血症薬、数種類の降圧薬、この副作用を防ぐための胃薬（胃酸抑制薬）が、セットとして処方されます。これらの薬が栄養の吸収障害を招いてしまうのです。

例えば、高脂血症の薬によって、エネルギー産生や種々の代謝に必要なコエンザイムQ10という成分が不足します。すると、体力低下や疲労倦怠感、筋肉障害、免疫低下、肌荒れなどが起こってくるのです。

この男性の場合も、こうした典型的な経過をたどりました。このような場合、絶対に生活改善が必要で、サプリや薬に頼っているだけでは、不調が増えるばかりです。それだけでなく、血管障害の再発発作に見舞われる例も少なくありません。

まずは生活改善を行い、同時に減薬していきますが、必要な薬もあるので、見極めながら減らすことが大切です。この男性も、サプリは最低限だけにして、しっかり寝て、飲酒量も必要最低限にしたら、すっかり元気になりました。

サプリは、その名のとおり（サプリメントは「補助」という意味）あくまでも栄養補助食品です。生活改善をするほうが、圧倒的に体に対する回復促進作用や健康増進作用は強いのです。

サプリも、食事そのものの効果に補助的な役目を果たすものであれば、とても有効です。ただし、出回っているサプリ製品には、品質自体がよくないものも多く見られます。成分、産地、製法などを見て、信頼できるもの、そして自分の必要なものを見極めましょう。

軽い感染症をきっかけに薬と症状の連鎖で体調が悪化

炎症と薬の関係は見逃せません。不調が長引けば、大部分の人は医療機関に行くので、なんらかの薬を処方されて飲みます。それが不調の連鎖を招いているケースは、一般に思われているより多いのです。

典型例を挙げてみましょう。

きっかけは、軽いのどの細菌感染症だったとします。病院に行き、それに対して抗菌薬が処方されたとしましょう。

そのきっかけとなった細菌には抗菌薬が効いたとしても、咳が残って治まらず、長く続く場合があります。そうなったら、多くの場合は、内科や呼吸器科、耳鼻科などに行って検査をしてもらうでしょう。ぜんそくや呼吸器の病気、万が一にも肺がんや腫瘍などはないかと、血液検査や内視鏡やCTなどの画像検査をします。

これらで異常がなければ、身体的には問題ないとされます（実際はここが曲者で、ある病態や異常は、医師が意識的に疑わないと見つからないことも多いのです。また、医療保険の制度に則って行われる血液検査では、全項目がチェックできるわけではなく、さらに検査機関が決めた異常値でない限り、正常とされてしまいます）。

そして、咳には咳止め、痰には去痰薬（きょたんやく）が出されます。ここで、新たに抗菌薬が出されることもあります。

菌交代という現象によって、前回出された抗菌薬では死なない細菌が増殖していたり、ウイルスや寄生虫、真菌（カビ）が増殖していたりするおそれもあり、その抗菌薬がどこまで効果をもたらすかは見通しにくいのですが、それでも処方されることは多いのです。

そして、薬で胃腸を傷めるからと、胃薬として制酸薬や粘膜保護薬が出ることもあるでしょう。

これらの薬で、胃腸症状や肝臓や腎臓の機能低下、精神面の不安定など、さまざまな症状が起こりえます。症状に気づかなくても、腸内環境が乱れ、免疫機能に異常をきたすことがあるのです。

さらに、通院している間にカゼや関節痛が出てくるかもしれません。すると、痛み止めや熱冷まし、新たな薬が上乗せされることになります。

眠れないと訴えれば睡眠薬、不安があれば抗不安薬、長引く痛みには痛み止めだけでなく、抗うつ薬が処方されることもあります。しびれるような痛みがあれば、神経のイオンチャンネルを調整するタイプの痛み止めが処方されるかもしれません。

いずれにしても、通院するうちに、薬が増えていくのはよくあるパターンです。

それでも、種々の不調が治まらなければ、「気のせいです」「こころの病気です」と心療内科や精神科に紹介され、さらに向精神薬が処方されるかもしれません。

こうした症状と薬の連鎖が、長引く不調を招く場合もあることは、ぜひ知っておいてください。もちろん、必要な薬を不用意にやめるわけにはいきませんが、医師とよく相談して、できるだけ無駄な薬を減らしたり、やめたりしていくことは重要です。

通院を続けるうちに薬が増えていくのはよくあるパターン
医師とよく相談して、無駄な薬を減らしたり、やめたりすることは重要

こんがらがってしまうのはなぜか

先に紹介したケースは、来院されて、解決策が探り出せた患者さんたちです。しかし、一般的には、医療機関で解決策が見つかることは少なく、原因も対策もわからないまま、不調が不調を呼んで延々と悩んでいらっしゃる人が多いのです。

なぜそんなことになるのかを、ここで述べておきましょう。

医学的に見た「症状」は、急性と慢性とに大きく分けられることはすでにお話してきました。

急性症状とは、数分や数日で状態が変わったり、悪化したりするもので、この場合は早急に対処する必要があります。けがをすれば止血・消毒し、大きく切れていれば縫ったり止めたりして傷口をふさぎ、カバーをします。出血が大量であれば輸血し、血圧を上げる

薬を使います。全身にヤケドを負えば、集中治療室に入ってあらゆる処置をします。有害なものを口にすればすぐに出させる処置をし、窒息しそうであれば気道を確保して酸素を送り、骨折すればすぐに整復・固定したり、つなぎ合わせる手術をしたりします。

心筋梗塞や脳梗塞ではつまったところを広げ、つまりの原因である血栓を溶かす薬を使います。すぐに処置すれば、後遺症もなく、元気な状態に戻られる人も少なくありません。

これらは、古代からたゆまぬ進歩・発展を続けてきた西洋医学の成果の賜(たまもの)で、それによっていままで助からなかった多くの命が救われるようになりました。

こうした急性症状に対し、慢性症状とは、おおむね半年以上続く状態をいいます。半年以上というのは目安で、要は「十分に改善することなく、あるいは改善と悪化をくり返したりしながら長く続く」のが慢性症状です。年単位で症状が続いている人も大勢いらっしゃいます。

ここまでくり返し述べてきたように、慢性症状になると、医療機関に行っても「原因がわからない」、あるいは「原因がわかっても治療法がない」「薬は処方されるが効きめが感じられない」といったことになりがちです。

急性症状なら、切れ味の鋭い治療効果を発揮する西洋医学も、慢性症状になると、あまり得意とはいえないからです。なぜでしょうか。

まず、慢性炎症は血液検査や画像検査では異常が出ないことが多いのです。また症状が多岐にわたり、医師からするとどこが悪いのかわからない印象を受け、こころの病だろうと判断してしまう傾向にあります。

症状があればその症状を示している場所、部位に問題があると判断してしまいがちです。もともと西洋医学は人体を解剖して細かく見ていき、それぞれの臓器や細胞、近年でいえば遺伝子を「ひとつの物」として扱ってきた医学です。そのため、対象はヒト全体ではなく、ひとつの臓器・細胞・遺伝子なのです。

そのため西洋医学の薬はターゲットがピンポイントになっています。

近年は腸内細菌叢（一定のバランスを保っている腸内細菌の集まり）の研究などで、臓器どうしや全身の関連に目を向けるようになってはきました。しかし、西洋医学で全身を診るようになってきたのは最近のことで、歴史は浅く、まだまだ進化の途中です。

長引く不調、つまり慢性症状とは、きっかけは急性に起こったひとつの要因だったとしても、多くの要因が重なって経過が長くなるものです。

局所、臓器ごと、細胞ごと、そして分子や単一の遺伝子へと、対象が小さく小さくなる方向に進化してきた西洋医学にとって、身体を全体的、総合的に診なければならない慢性症状は、苦手な領域なのです。

現在の医療機関が、西洋医学の考え方に基づいて「科別」に構成されていることも、慢性症状への対応をますます難しくしています。

治りにくい患者さんが、最終的に行くことになる総合病院や大学病院では、内科、外科、皮膚科、産婦人科、泌尿器科など多くの科に分かれ、さらに内科のなかでも消化器内科、循環器内科、内分泌科、腎臓内科、神経内科、血液内科……など細かく分かれています。

あたりまえですが、人はひとつの内臓だけでは生きられませんから、どんな病気・症状でも、常に全身を診ながら診断・治療する必要があります。けがと違い、原因は違う箇所にある可能性が高いからです。しかし、現在の医療制度では、ある診療科の先生は、専門分野以外については詳しくないのが一般的です。

そのため、全身に関わる要因、例えば食事の不均衡やストレス、口腔内、体のゆがみなどを診ることはまずありません。その診療科に寄せた診断をしがちなため、患者さんとしては、いろいろな科を受診するたびに、違う診断を受けることもあり、ますます混乱してしまいます。

このように慢性炎症による症状は、いくつもの要因がからみ合っているうえ、複数の診療科にまたがる問題であることから、正しい対策にたどりつきにくく、それによってさらに長引きやすいのです。

☞西洋医学は、急性症状は得意だが、慢性症状は不得意
☞慢性症状は多くの要因が重なっていて、正しい対策にたどりつきにくい

慢性症状を治す一番の主治医は自分

では、どうすればいいのでしょうか。医療の専門家である医師も頼れない場合が多いとなると、困ってしまう患者さんが多くなるのも無理はありません。

しかし、実は患者さん自身が慢性症状に対する正しい意識と視点を持つことで、少しずつからまった糸をほぐしていくことができます。

逆に、そうでなければ、ずっと枝葉の症状やさまざまな情報に振り回されて、慢性症状

を克服しにくくなります。

西洋医学の苦手な慢性症状に対しては、自分自身の一番の主治医は自分です。医師には医学的な知識はありますが、前述のように細分化されているために、現在の西洋医学の知識だけでは、全体を見通せない場合が多々あります。

むしろ患者さん自身が、「長引く不調の原因はこんなところにあるのでは？」と見当をつけ、自分でできる対策から実行していくことが、改善への道すじになります。

そのヒントとして紹介したのが、第1章のチェックリストです。

不調には数多くの原因がありますが、本書ではわかりやすく「腸、上咽頭・口腔、皮膚、筋骨格系、脳の慢性炎症やその原因となる栄養障害、有害物質、ストレス」といういくつかの原因別に分けました。

これらは互いに原因・結果になることもあれば、助長し合って悪循環を生み出すこともあります。ですから、関わっているのが、このうちのひとつだけということは少なく、ほとんどの場合は複数が関係しています。

もちろん、これら以外の部位にも慢性炎症は発症します。しかし、本書では自分自身や簡単に外来で対応できる部位に絞りました。また、脳の炎症について、を加えています。脳の炎症を加えたのは、いま腸について注目され、腸さえよくすればいいという考えがあり、実際には腸を改善してもよくならないときに戸惑ってしまうからです。そんな単純なことばかりではありません。

それでも、チェックすることで、自分に関わっている原因や、そのなかでの関わりの濃さについて、見当をつけることができるでしょう。

関わっていると思われる原因の対処法のなかから、取り組みやすいものを選んで、ぜひやってみてください。

☞本書では、不調の原因を「腸、上咽頭・口腔、皮膚、筋骨格系、脳の慢性炎症やその原因となる栄養障害、有害物質、ストレス」に設定

☞ほとんどの慢性炎症の場合、複数の原因がからみ合っている

長引く不調を治す基本のコツ

本書の最後に、長引く不調を改善するコツを挙げておきましょう。

●枝葉の症状に振り回されないで、根っこの原因を見る

ここまでに述べたとおり、枝葉の症状にとらわれて、「痛いから痛み止め」「咳が出るから咳止め」「この症状にはこの方法がいいと聞いたから…」などと追いかけていくと、振り回されてしまいます。

慢性症状は同時多発的に起こりやすいだけに、薬や誤った対策の弊害も加わり、わけがわからなくなってきて、不調だけが増えることになりやすいのです。

ひとまずラクになるために、対症療法（原因でなく症状に対する療法）を用いるのはいいのですが、それで終わらせず、根本にある原因を見すえて取り組みましょう。

●どの原因から取り組んでもよい

「原因を見て取り組む」といっても、前述のとおり、原因自体がからみ合って悪循環に

なっていることも多いものです。また、同時に複数の原因がからまっていることもよくあります。この場合、「どこから手をつければよいかわからない」と困惑しがちですが、逆に、「どこから手をつけてもよい」のです。

これまで見てきた原因は、すべてが根っこになります。関わりの度合いに差異はあっても、原因に働きかける方法でありさえすれば、ひとつが改善していくと、ほかにもよい影響が出はじめます。食の改善でもストレス解消でもできることから気楽な気持ちではじめていただきたいと思います。

●効果判定のために症状を記録しておく

効果が出ているのに、「よくならない」「悪くなるばかり」という患者さんがいます。そういう人は、短期間で症状が「ゼロ」になる方法を求めているようです。

しかし、慢性症状に対しては、基本的に「なっただけの時間をかけて治していく」くらいの気持ちが必要です。

例えば、最初の症状の一番ひどい程度を10として、全く症状がない状態を0とします。その感覚で症状を10段階に分けてみて、仮に1ヵ月で9になったら大きな成果です。そのまま続けていけば、長年の症状が1年もたたずに消えるかもしれません。続ける価値は大きいといえます。

特に、長く慢性症状に苦しんでいると、意外によくなった点には気づかず、残っている症状ばかり意識することがあります。「治らない」「効果が出ない」と思い込むことが、モチベーションを下げてストレスになったり、ひいては悪化を招いたりすることもあるので、効果判定は重要です。

また、本当に効いていない（10が10のまま、10が11や12に悪化している）なら、早めに方針を切り替えて有効な方法を探さなければなりません。そのためにも、ぜひ症状を記録し、正しい効果判定をしてください。

定期的に見直して、そのときの自覚症状と、はじめを10とするとどの程度になったか、ほかにも何か気づいたことがあれば記録しましょう。自己診断でかまいません。

顔色がよくなったとか、むくみがとれて顔がスッキリしたとか、見た目の違いとして効果が出てくることもあります。来院された患者さんに、私が気づいてそうした変化を告げると、「えっ、そうですか。全然気がつかなかった。よくなっていないと思っていた」とおっしゃることがよくあります。

自分の体の変化に関心を持って意識していないと、意外と気づかないことも多いのです。また、一番気になる症状にだけ目を向けていると、ほかのよくなったところに気づかないこともあります。

「だるさがとれて動きやすい」「冷えにくくなった」「朝、サッと起きられる」なども重要な変化です。自分の体に関心を持って観察する意味でも、症状を記録しましょう。特に、改善した症状については忘れることがあるので、最初に一番よくしたい症状を書き、ほかの症状についても書き並べておくと、忘れなくてよいでしょう。

書き方の例を挙げてみましょう。例えば、並べた症状に対して、1週間後に次のような自己評価ができたとしましょう。

【自己評価の記録例】

①朝の異常な疲れ・起きられない……… 10 ↓ 10
②眠気……………… 10 ↓ 10
③肩の痛み………… 10 ↓ 8
④頭痛……………… 10 ↓ 7

⑤イライラ……………………10→6
⑥不安感………………………10→8

スタート日は、いずれも基準を10とします。判定は、1～2週間ごとでも、毎日でもかまいません。

この例でいうと、①と②に変化がなくても、③④⑤⑥が改善していたら、そのやり方が、まず大きくは間違っておらず、様子を見ながら続けてよいことがわかります。続けていれば、通常、いずれは①や②も改善してきます。

もちろん、6から8や9に戻ったり、10が11になったりすることもあるでしょう。それでも、1ヵ月、2ヵ月と見ていき、トータルで少しずつでも減っていればOKです。

☞対症療法だけに終始せず、根本の原因を探る（どの原因からはじめてもいい）
☞自分なりの方法でいいので、効果判定は必ず行う

おわりに

私たちは目に見える数字や、症状が起こっている局所に注目しがちです。

しかし、人は一つひとつの細胞で生きているわけではなく、全身の細胞が集まってできた脳を含めた臓器、骨格筋や脂肪、神経や血管、臓器や皮膚に存在する常在菌や外気の酸素、外から取り込む水や栄養などが、それぞれ影響し合って生きています。

見た目にはその場所でしか変化が起こっていないと思っていても、つながっています。そして、症状はつらいものも多いのですが、その症状は疾患の根本原因を教えてくれたり、自分で治そうとする反応であったりします。

原因を診ずに症状をおさえ込もうとする治療は、慢性的なものであればあるほど、治癒にはいたりにくく、症状もラクになるとは限りません。

また慢性的なものでは、全身のどこにまでいたったかの見極めが難しいです。いまは腸内細菌叢が注目されだし、腸活を行う人も増えましたが、ただ脳の炎症を認める人は腸を改善するだけではうまくいきません。その目安として脳の炎症の程度なども参考にしてもらえたらと思います。

長い時間をかけて不調を起こした場合、それは長い時間をかけて改善しなくてはいけません。それも様々なアプローチからでないとよくもなりにくいです。

サプリメントの効能を聞き「自分にはこんな症状があるので有効だと思うから」とどんどん増やしていっても、効果が出ないばかりか、過敏に反応する人は1錠のサプリメントもとれなくなってしまうのです。

本当の意味で根本原因を見つめ、原因となっている要因をひとつでも減らしていき、自分の治癒力を高める治療法を見つけてほしいものです。

いま医学会でもどんどん常識といわれていることが変わってきています。

病気も原因と思われていた物質や微生物よりも、その病態を発症するにいたる人の体内の問題のほうが大きいのです。

不足したものをそのまま補う、感染した微生物を薬で殺す、過剰にたまっているものをすぐに排除する。これらは、慢性的に症状がある人にはかえって負担が増え、悪化させることがあるということを知っていただきたいと思います。

一人でも不調を持つ方がつらい症状や病気から解放されることを願って。

２０２４年冬　内山葉子

参考文献

『脳はいかに治癒をもたらすか』ノーマン・ドイジ著/高橋洋訳　紀伊國屋書店　2016
『パンと牛乳は今すぐやめなさい!』内山葉子　マキノ出版　2017
『毒だらけ』内山葉子　評言社　2018
『デジタル毒』内山葉子　ユサブル　2020
『免疫力をととのえる薬膳酵素ごはん』内山葉子　ユサブル　2022
『改訂増補版　おなかのカビが病気の原因だった』内山葉子　ユサブル　2024

- Abe H et al.: CRMP2-binding compound, edonerpic maleate, accelerates motor function recovery from brain damage. Science. 2018, 360(6384): 50-57.
- Ana J. et al.: Physiology of sedentary behavior. Physiol Rev. 2023, 103(4): 2561-2622.
- Babygirijia R et al.: Affiliative behavior attenuates stress responses of GI tract via up-regulating hypothalamic oxytocin expression. Auton Neurosci. 2012, 169, 28-33.
- Banks WA et al.: Lipopolysaccharide- induced blood-brain barrier disruption: role of cyclooxygenase, oxidative stress, neuroinflammation, and elements of the neurovascular unit. J Neuroinflammation. 2015, 12, 223.
- Benett JM et al.: Inflammation-Nature' s way to efficiently respond to all types of challenges: Implications for understanding and managing "the epidemic" of chronic diseases. Frontiers in Medicine. 2018, 5 :316.
- Braniste V et al.: The gut microbiota influences blood-brain barrier permeability in mice. Sci. Transl. Med. 2014, 6:263ra158.
- Burini RC et al.: Inflammation, physical activity, and chronic disease: An evolutional perspective. Sports Medicine and Health Science 2. 2020, 1-6.
- Chiu YH et al.: Early changes of anemia phenomenon in male 100-km ultramarathoners. J Chin Med Assoc. 2015, 78(2), 108-113.
- Cirillo G et al.: Vagus nerve stimulation: a personalized therapeutic approach for Crohn' s and other inflammatory bowel diseases. Cells. 2022, 11(24):4103.
- Clark A et al.: Exercise-induced stress behavior, gut-microbiota-brain axis and diet: a systematic review for athletes. J Int Soc Sports Nutr. 2016, 13:43.
- Dilger RN et al.: Aging, microglial cell priming, and the discordant central inflammatory response to signals from the peripheral immune system. J Leukoc Biol. 2008, 84(4), 932-939.
- Evelien J et al.: Sedentary behaviour and physical activity are associated with

biomarkers of endothelial dysfunction and low-grade inflammation- relevance for (pre)diabetes: The Maastricht Study. 2022, Diabetologia. 65(5): 777-789.
- Ferrucci L et al.: Inflammageing: chronic inflammation in ageing, cardiovascular disease, and frailty. Nat Rev Cardiol. 2018, 15(9):505-522.
- Fiorentino M.et al.:. Blood-brain barrier and intestinal epithelial barrier alterations in autism spectrum disorders. Mol. Autism. 2016, 7:49.
- Jiang P et al.: Geniposidic acid attenuates DSS-induced colitis through inhibiting inflammation and regulating gut microbiota. Phytother Res. 2023, 37(8): 3453-3466.
- Kim K.S. Mechanisms of microbial traversal of the blood-brain barrier. Nat. Rev. Microbiol. 2008, 6:625–634.
- Lane MM et al.: Ultra-processed food exposure and adverse health outcomes: umbrella review of epidemiological meta-analysis. BMJ. 2024, 384: e077310.
- Lee SY et al.: Oxytocin protects hippocampal memory and plasticity from uncontrollable stress. Sci Rep. 2015,5,18540.
- Li Y et al.: The promoting effects of geniposidic acid aucubin in Eucommia ulmoides oliver leaves on collagen synthesis. Bio Pharm Bull. 1998, 21(12): 1306-10.
- Li Z et al.: Chronic inflammation links cancer and Parkinson' s disease. Front Aging Neurosci. 2016, 8,126.
- Lochhead J.J. et al.: Hypoxic stress and inflammatory pain disrupt blood-brain barrier tight junctions: Implications for drug delivery to the central nervous system. AAPSJ. 2017,19:910–920.
- Louveau A et al.: Structural and functional features of central nervous system lymphatic vessesls. Nature. 2015, 523: 337-341.
- MacPherson H et al.: Acupuncture and counselling for depression in primary care: randomized controlled trial. PLoS Med. 2013, 10(9): e1001518.
- Maes M.et al.: The gut-brain barrier in major depression: Intestinal mucosal dysfunction with an increased translocation of LPS from gram negative enterobacteria (leaky gut) plays a role in the inflammatory pathophysiology of depression. Neuro Endocrinol. Lett. 2008, 29:117–124.
- Medzhitov R: Origin and physiological roles of inflammation. Nature. 2008, 454(7203): 428-435.
- Moran GW et al.: The Gut-Brain Axis and its role in controlling eating behavior in intestinal inflammation. Nutrients. 2021, 13(3): 981.

- Mount GJ et al.: A new cavity classification. Aust Dent J. 1998, 43(3): 153-159.
- Murakami et al.: Regional neural activation defines a gateway for autoreactive T cells to cross the blood-brain barrier. Cell. 2012, 148(3): 447-57.
- Obrenovich M: Leaky gut, leaky brain? Microorganisms. 2018, 6, 107.
- Pistollato F et al.: Role of gut microbiota and nutrients in amyloid formation and pathogenesis of Alzheimer disease. Nutr Rev. 2016, 74(10),624-634.
- Spadoni I. et al.: A gut-vascular barrier controls the systemic dissemination of bacteria. Science. 2015, 350:830–834.
- Steinman RR et al.: Relationship of fluid transport through the dentin to the incidence of dental cares. J Dent Res. 1971, 50(6)1536-43
- Torress-Rosas R et al.: Dopamin Mediates the Vagal Modulation of immune system by Electroacupuncture. Nat Med. 2024, 20(3): 291-295.
- Varatharaj A.et al.: The blood-brain barrier in systemic inflammation. Brain Behav. Immun. 2017, 60:1–12.
- Willett WC et al.: Milk and Health. N Engl J Med. 2020, 382: 644-654.
- Wu MY et al.: New insights into the role of inflammation in the pathogenesis of atherosclerosis. Int J Mol Sci. 2017, 18(10).
- Yamagishi SI et al.: Food-derived advanced glycation end products (AGEs): A novel therapeutic target for various disorders. Curr Pharm Des. 2007, 13: 2832-2836.

内山葉子 Yoko Uchiyama
関西医科大学卒業。大学病院・総合病院で腎臓内科・循環器・内分泌を専門に臨床・研究を行ったあと、福岡県北九州市で葉子クリニックを開設、院長を務める。医学博士、総合内科専門医、腎臓内科専門医、ホメオパシー専門医。全人的な医療に基づき、自然医療や漢方・機能性食品などの補完・代替医療と西洋医学、心のケアなどを統合的に行い、さまざまな分野の難治性の疾患の診療を行う。著書に『デジタル毒』『免疫力をととのえる薬膳酵素ごはん』『改訂増補版 おなかのカビが病気の原因だった』(小社刊)『パンと牛乳は今すぐやめなさい!』(マキノ出版刊)、『子どもの病気は食事で治す』『毒だらけ』(評言社)『腎臓をよくする食事』『発達障害にクスリはいらない』『この薬、飲み続けてはいけません‼』(三和書籍)がある。

葉子クリニックのホームページ
http://www.yoko-clinic.net/

小さな不調が大病のサイン!
慢性炎症が病気をつくる
知らぬ間に「脳」「血管」「臓器」をむしばむ
小さな炎症の見抜き方・抑え方

2024年12月17日初版第一刷発行

著者　内山葉子
編集　須田とも子
発行人　松本卓也
発行所　株式会社ユサブル
〒103-0014　東京都中央区日本橋蛎殻町2-13-5　美濃友ビル3F
電話：03(3527)3669
ユサブルホームページ：http://yusabul.com/
印刷所　株式会社光邦

ISBN978-4-909249-63-0

内山葉子医師の好評既刊

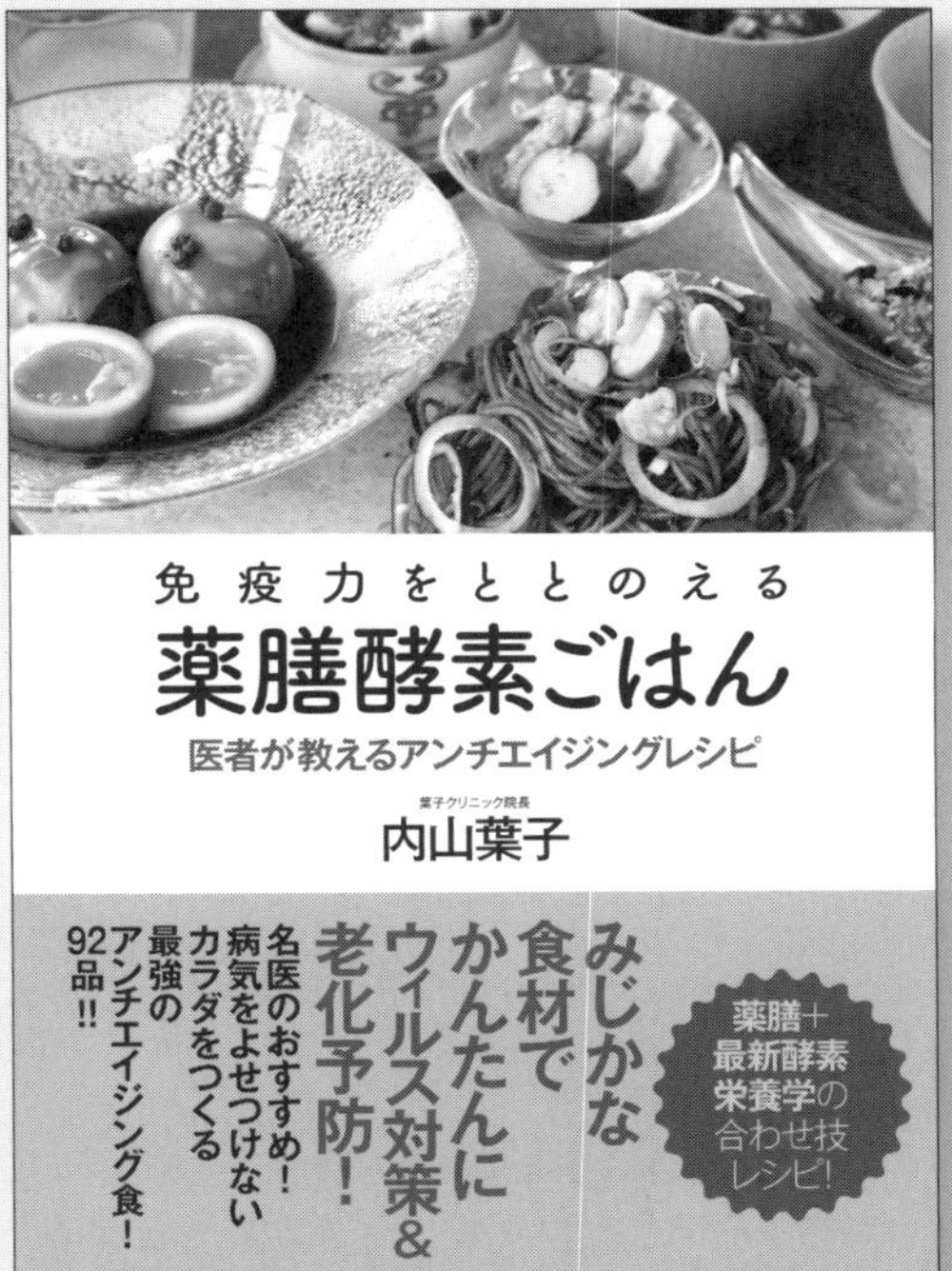

免疫力をととのえる薬膳酵素ごはん

医者が教えるアンチエイジングレシピ

内山葉子 著

四六判並製オールカラー　●本体1600円＋税　ISBN978-4-909249-46-3

名医が教える薬膳＋最新酵素栄養学の合わせ技レシピでかんたんに生活習慣病予防＆アンチエイジング。どれもスーパーですぐ手に入る食材ばかりでお手軽でおいしい!